Thomas Rogall

Gesunde Knie ein Leben lang

Thomas Rogall

Gesunde Knie ein Leben lang

Prävention und Heilung bei Knieproblemen

DAS ERFOLGSKONZEPT
Die Kunst des Gehens

herbig

Für Ruth!

FSC® MIX
Papier | Fördert gute Waldnutzung
FSC® C110508
www.fsc.org

Umschlaggestaltung: STUDIO LZ, Stuttgart
Umschlagmotiv: Getty Images/Klaus Vedfelt
Fotos: Shutterstock (3): Seite 123 (Kzenon), 125 (AMA), 126 (Jacek Chabraszweski),
Katrin Winkler, Ralf Blechschmidt, Anna-Magdalena Schnauss, Tobias Tschepe
Visualisierungen: CAT PRODUCTION GmbH, www.cat-medic.de
CAT PRODUCTION

Fotomodelle: Dana Hermer, Annette Heussler, Thomas Rogall, Catherine Ross, Friedrich Schloffer
Lektorat: Ulrike Burgi, Köln
Satz und Layout: Grafikdesign Storch/Ulrike Vohla, Rosenheim
Prepress: Heartwork Media, Frank Kreyssig
Druck und Bindung: Westermann Druck, Zwickau
Printed in Germany/Imprimé en Allemagne
ISBN 978-3-7766-2876-0

www.kosmos.de/herbig
www.fussschule.com

INHALT

Schmerzen und Krankheitsbilder 137

Anhang 151

DIE KUNST DES GEHENS

Die Gesundheit der Knie beruht auf dem Verständnis ihrer Funktion beim Gehen. Die – Schritt für Schritt – auftretenden Stoßwellen können durch das Kniegelenk moduliert und in Aufrichtung und Fortbewegung umgesetzt werden. Ausrichtung und Schwingungsfähigkeit der Knie und die Intensität der Krafteinwirkung sind dabei entscheidend.

Was erwartet Sie?

Ich möchte Sie in diesem Ratgeber zum Experten für Ihre Knie und deren größte alltägliche Belastung, das Gehen, machen. Die bei jedem Schritt durch das Abbremsen des Fußes auftretenden Stoßwellen können mithilfe des Gelenks moduliert und in Aufrichtung und Fortbewegung umgesetzt werden. Die meisten Probleme der Kniegelenke stehen deshalb im Zusammenhang mit einer ungünstigen Koordination beim Gehen oder Laufen. Mangelnde Bewegung im Alltag im Wechsel mit Überlastung bei leistungsbetontem Freizeitsport tun ihr Übriges und führen in der Folge zu Verletzungen und Schmerzen. Meist ist dann das reine Training der Muskelkraft und mehr Bewegung der einzige Rat. Damit Sie Ihre Knie ein Leben lang gesund erhalten oder für eine Verbesserung von bereits vorhandenen Beschwerden sorgen können, sind aber ein umfassendes Verständnis der Funktion Ihrer Knie und Ihre Mithilfe unabdingbar. Ich beschreibe Ihnen deshalb die einwirkenden physikalischen Kräfte und wie uns die Evolution befähigt hat, mit wenig Energieaufwand zu gehen. Durch die eigene Untersuchung des Gelenks werden Sie ein tiefes Verständnis für die Funktion des Knies entwickeln. Symptome und von ärztlicher Seite gestellte Diagnosen können besser verstanden werden.

Nach der theoretischen Beschreibung kommen praktische Übungen zum Begreifen und Bewegen. Vor allem die Ausrichtung von Fuß-, Knie- und Hüftgelenk wird eine zentrale Rolle spielen. Für die Förderung einer ausgewogenen Belastung beim Gehen werden Sie die verschiedenen Schrittphasen und besonders die Wahl eines günstigen Landepunktes des Fußes üben. Durch die Massage der Muskeln und des Bindegewebes mit Rollen und Bällen gewinnen Sie die kraftvolle Elastizität und die federnde Stabilität der Weichteile Ihrer Beine zurück. Die Beratung zum Training mit Spaß und Freude wird Ihre Motivation für eine gesunde und ausgewogene Bewegung der Knie unterstützen. Viele kleine Hilfsmittel für den Alltag werden Ihr Wissen ergänzen. Am Ende des Buches widme ich mich den häufigsten Krankheitsbildern und den Möglichkeiten ihrer Behandlung

Ich habe in meiner langjährigen Arbeit als Physiotherapeut und Leiter der Fuß-Schule München das Konzept »Die Kunst des Gehens« entwickelt, damit Sie präventiv tätig werden, Operationen vermeiden und Schmerzen in den Griff bekommen können.

Das Knie in dreidimensionalen Bildern

Sie werden in diesem Buch eine ganze Reihe außergewöhnlich detailreicher dreidimensionaler Bilder des Kniegelenks und des gesamten Bewegungsapparats finden. Diese erlauben noch selten in dieser Genauigkeit zu sehende Einblicke in die große Komplexität des Kniegelenks: Unterschiedliche Gewebe bilden eine funktionelle Einheit und sind die Antwort auf räumliche und zeitliche Abläufe bei der Bewegung des Körpers.

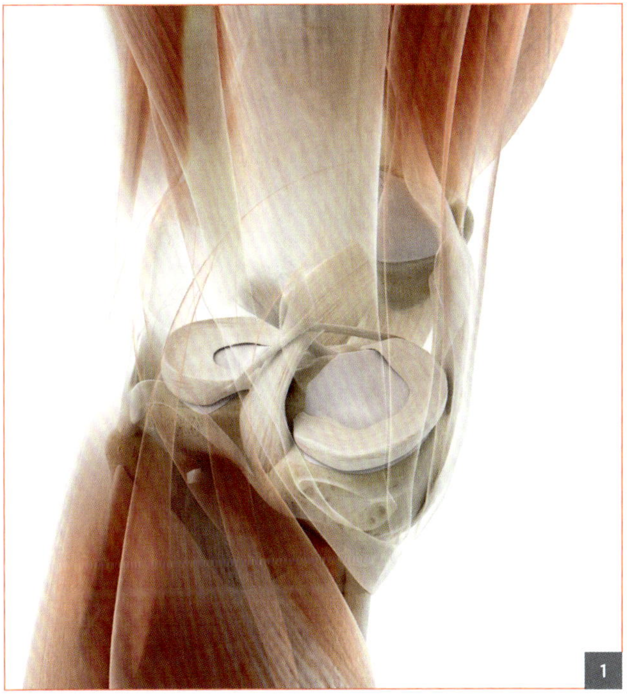

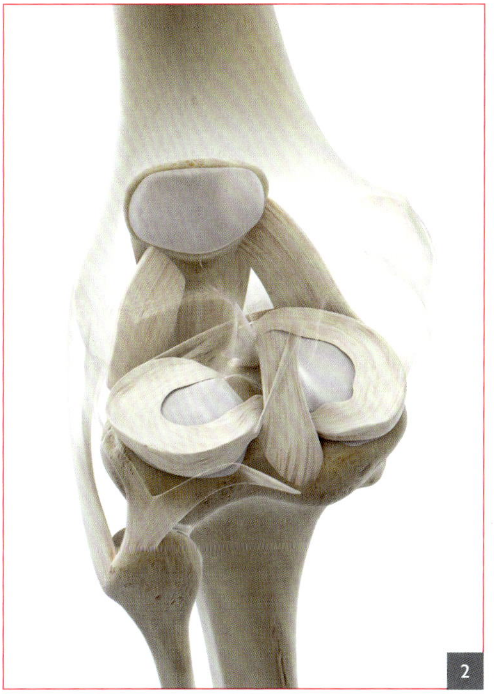

1 Der Blick von schräg hinten auf die untere Gelenkfläche des Kniegelenks mit Innen- und Außenmeniskus

2 Das Kniegelenk wird von drei Knochen gebildet: Kniescheibe (*Patella*), Schienbein (*Tibia*) und Oberschenkelknochen (*Femur*). Starke Bänder geben Halt.

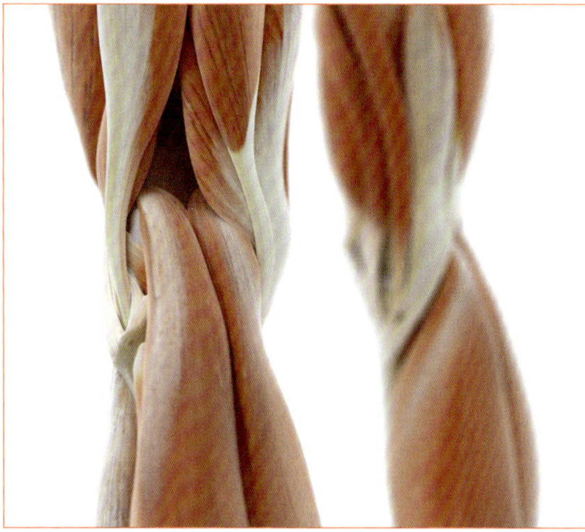

Sie sehen die Kniekehle. Bindegewebe (weiß) und Muskulatur (rot) bilden eine eng verschlungene funktionelle Einheit.

DIE PHYSIKALISCHEN KRÄFTE

Das Verständnis der beim Gehen wirkenden physikalischen Kräfte verdeutlicht die genialen Lösungen der Evolution und verbessert die Achtsamkeit für Ihre Kniegelenke.

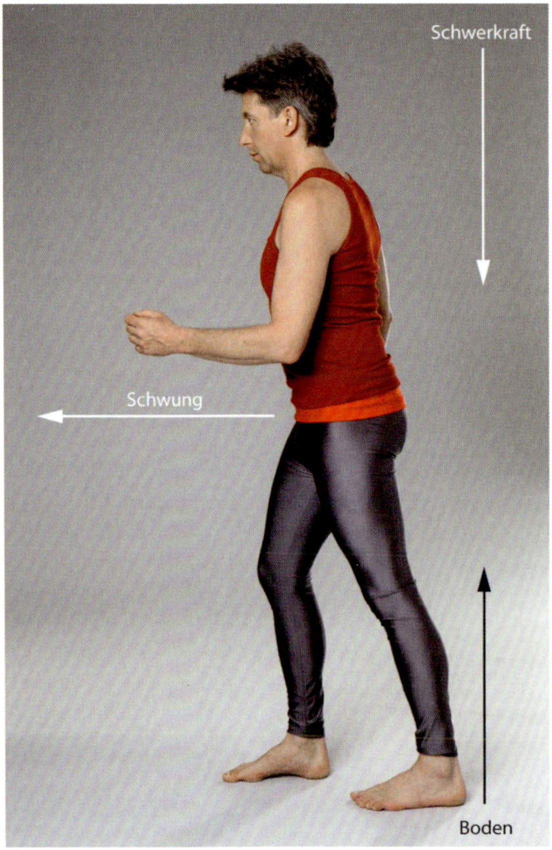

Im Bild sehen Sie anhand der Pfeile die beim Gehen auf Ihren Körper einwirkenden physikalischen Kräfte.

Ich möchte Sie zu Beginn mit den beim Gehen auf Ihre Knie wirkenden physikalischen Kräften vertraut machen. Dies wird Ihnen helfen, ein erstes Verständnis für die komplexen biomechanischen Fragen und die genialen Lösungen der Evolution zu entwickeln. Dazu werde ich oft abstrakte wissenschaftliche Erkenntnisse und Formulierungen in leicht nachvollziehbarer Form darstellen.

Die Bodenreaktionskraft

Die Bodenreaktionskraft beschreibt den Widerstand des Bodens. Der Boden gibt Ihnen Halt, und Sie können sich von ihm abdrücken. Die Größe der Krafteinwirkung auf Ihr Knie hängt von der Nachgiebigkeit des Bodens ab. Es ist deshalb meist angenehmer, auf einem schwingenden Waldboden oder einem saftigen Rasen zu gehen als auf Asphalt, Teer oder Steinplatten. Durch die Härtung der Böden erhöht sich die Reaktionskraft des Bodens. Durch die gleichzeitig einhergehende Glättung scheint bei vielen Menschen die in der Evolution entwickelte Fähigkeit, auf Unebenheiten zu reagieren, barfuß oder nur mit dünnen Sohlen ausgestattet, samtweich wie Tiere sich fortzubewegen, verloren zu gehen.

Die Schwerkraft

Ihr Körper wird durch die Erdanziehungskraft nach unten gezogen. Beim Gehen wirken in dem Moment der Landung Ihres Fußes auf dem Boden alle Körperteile, die sich oberhalb der Knie befinden, als Gewichtskraft auf das Gelenk. Es gilt: Je schneller Sie gehen und je größer Ihre Schrittlänge ist, umso größer ist die einwirkende Gewichtskraft.

Machen Sie folgenden Selbstversuch: Verschließen Sie mit Ihren kleinen Fingern beide Ohren. Und dann: Gehen Sie los!
Sie hören die Einschläge Ihrer Fersen auf dem Boden nahezu in Echtzeit in Ihrem Ohr. Die Lautstärke der Einschläge wird je nach Bodenbeschaffenheit, Schrittlänge und Geschwindigkeit variieren. So wird anschaulicher, was im Körper bei jedem einzelnen Schritt passiert.

Massenträgheit – Schwung

Das etwas sperrige Wort »Massenträgheit« hat nichts mit der inneren geistigen Trägheit und der äußerlich sitzenden Trägheit, die Sie vielleicht im Physikunterricht erfasst hat, zu tun. Massenträgheit besagt, dass ein einmal beschleunigter Körper seine Bewegung beibehalten möchte. Ich verwende zum besseren Verständnis für dieses Phänomen deshalb gerne das Wort Schwung. Schwung ist beim Gehen günstig, da Ihr in Bewegung gebrachter Körper durch das Abbremsen des landenden Fußes nur wenig Energie verlieren sollte.
Wie man so viel Schwung wie möglich beibehält, können Sie sich vor Augen führen, wenn Sie sich an das Schaukeln in Ihrer Kinderzeit zurückerinnern. Am Anfang benötigten Sie einen hohen Energieaufwand, um die Schaukel in Schwingung zu versetzen. Wenn Sie erst mal richtig ins Schaukeln gekommen waren, wurde der Energieaufwand geringer, weil der Schwung durch kleine Impulse im richtigen Moment beibehalten werden konnte. Das gleiche Prinzip nutzen Sie beim Gehen. Je weniger neue Energie Sie Schritt für Schritt benötigen, desto leichter wird es, Ihr Gang wird dadurch dynamisch. Damit Sie beim Gehen keinen Schwung verlieren, ist die zeitliche und räumliche Koordination Ihrer verschiedenen Körperteile entscheidend. Alle Widerstände in Form von andauernder Muskelverspannung oder Verkürzungen der Sehnen und Faszien des Bindegewebes behindern den Schwung.

Brems- und Beschleunigungskräfte

Ihre Füße erfahren durch das Abbremsen und das erneute Beschleunigen und Abdrücken beim Gehen Widerstand. In diesen beiden Momenten wirken auch die größten Kräfte auf Ihr Knie. Die Gehgeschwindigkeit spielt dabei eine entscheidende Rolle, da die Belastung bei höherem Tempo zunimmt. Das Knie kann durch seine Beugefähigkeit diese hohen Kräfte modulieren. Es kann Bremsenergie bei der Landung des Fußes in Aufrichtung gegen die Schwerkraft und gleichzeitiger Vorwärtsbewegung des Körpers umsetzen. Bei der Beschleunigung von Fuß und Bein ist es durch seine Streckfähigkeit von hohem Nutzen.

LEBENDIGES GEWEBE – STOFFWECHSEL UND SCHWINGUNG

Die Schwingungsfähigkeit lebendiger Zellen und der hohe Flüssigkeitsanteil unserer Gewebe sind entscheidende Voraussetzungen für unseren Stoffwechsel und die damit verbundene tägliche Heilung des Körpers.

Bevor ich Sie mit der genauen Konstruktion Ihrer Knie vertraut mache, möchte ich Ihnen zuvor einige physiologische Grundlagen vermitteln. Ihr Körper und damit auch Ihre Knie sind kein aus Metall oder Keramik gefertigtes Industrieprodukt, welches von einem Konstrukteur entwickelt und dann in seinen Einzelteilen verbunden wurde. Die lebendigen Grundbestandteile unseres Körpers sind aus der Verschmelzung einer Ei- mit einer Samenzelle entstanden und zu mindestens 2/3 flüssig. Der große Flüssigkeitsanteil ist für die jeden Tag stattfindende Heilung unseres Körpers, den Stoffwechsel (Stoffaustausch), wichtig. Der schnelle Fluss und damit der Transport von Nähr- und Abfallstoffen spielen eine entscheidende Rolle.

Unsere (schlechte) Angewohnheit, uns im Alltag oft zu wenig zu bewegen, lässt leider die Fließgeschwindigkeit sinken, da neben den unermüdlich arbeitenden Herzzellen und den glatten Muskelzellen der Blutgefäße für den Antrieb des Stoffwechsels vor allem Ihre Skelettmuskeln (Skelettmuskeln werden im alltäglichen Sprachgebrauch als Muskeln bezeichnet) verantwortlich sind. Sie machen ca. vierzig Prozent unseres Körpers aus.

Die Skelettmuskelzellen schwingen dabei acht bis zwölf Mal pro Sekunde. Sie ermöglichen Ihnen dadurch nicht nur die sichtbare Bewegung Ihres Körpers, sie bewegen auch rhythmisch die Flüssigkeit im Inneren. Durch wenig ausgewogene Bewegung und verspannte Muskulatur kann es deshalb zu einer mangelnden Versorgung und vor allem zu einer mangelnden Entsorgung über das venöse und lymphatische System kommen. Bei einer schlechten Stoffwechselrate werden längerfristig die Bestandteile Ihrer Gelenke geschädigt.

Die Aufgabe von Muskulatur und Bindegewebe

Für die Bewegung in Ihren Gelenken bilden Muskel- und Bindegewebszellen mit ihren Fasern eine nicht zu trennende Einheit. Der Muskel ist dabei von einer Bindegewebsfaszie (einer feinen, dünnen Haut) umhüllt und an seinen Endpunkten mittels Sehnen, die ebenfalls zum Bindegewebe gezählt werden, befestigt. Dabei können sich nicht nur die Fasern der Muskelzellen verkürzen und verlängern, sondern auch Ihre Sehnen. Untersuchungen in der Forschung zum Laufen und Gehen weisen darauf hin, dass für die Längenänderung

eines Muskels vor allem die Elastizität seiner Sehnen verantwortlich ist.
Eine Sehne gleicht dabei einem mehr oder weniger elastischen Gummizug und hat eine Energiespeicherkapazität. Bei einer guten Körperkoordination kommt es durch den Bodenkontakt des abbremsenden Fußes und der gleichzeitigen Vorwärtsbewegung des Körpers über dem stehenden Fuß zu einer Winkelveränderung in der Stellung der Fuß- und Beingelenke, jedoch nicht zu einer Längenänderung der Muskulatur. Das bedeutet, dass die Muskeln Spannung und Halt aufbauen, diese aber genutzt werden, um die Sehnen in ihrer Funktion als elastische Gummibänder vorzuspannen. Der größte Teil des Abstoßes des Fußes vom Boden wird aus der Energie hervorgebracht, welche die Sehnen gespeichert haben. Druck wird in Zug und Zug wird in Druck umgewandelt. Dadurch gelingt es, die Hubarbeit der Muskeln zu minimieren: Der Mensch kann mit wenig Energieverbrauch der Muskelzellen gehen. Durch die Schritt für Schritt andauernde Wiederholung dieses Prozesses entsteht eine stoffwechselsteigernde Schwingung im Gewebe.

Die Wandlung von Druck und Zug

Ich werde Ihnen die Wandlung von Druck in Zug und die dadurch entstehende Schwingung anhand eines Beispiels erklären:
Werfen Sie einen luftgefüllten Gummiball mit elastischer Oberfläche auf den Boden, wird er von dort gegen die Schwerkraftrichtung wieder hochspringen. Wie kann das geschehen? Durch die Festigkeit des Bodens verformt sich die Oberfläche des Balls beim Auftreffen auf den Boden.

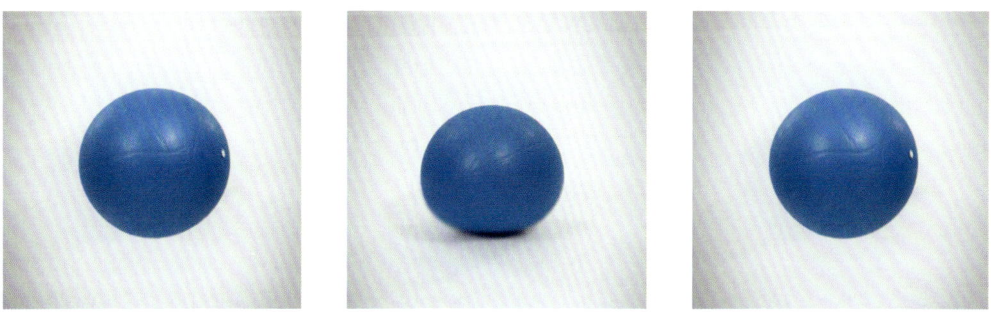

In den Bildern sehen Sie die Wandlung von Druck in Zug und Zug in Druck durch die Verformung der Oberfläche eines elastischen Gummiballs.

Durch die Verformung des Balles entsteht ein Zug in der elastischen Oberfläche. Ist der Zug groß genug, wandelt er sich in Abdruckenergie nach oben um, im Ball entsteht eine Schwingung. Dabei gilt es zu beachten, dass die Sprunghöhe je nach Elastizität der Oberfläche dennoch nie das gleiche Niveau des Ausgangspunktes erreicht, der Zug nimmt auf Dauer ab. Der Ball springt bei jedem Kontakt mit dem Boden ein bisschen weniger hoch. Er muss durch die Wandlung von Druck und Zug nur mit minimalem Kraftaufwand auf dem Ausgangsniveau gehalten werden.

Wie wird dieses Prinzip in unserem Körper genutzt? In allen Gelenken und damit auch in unserem Kniegelenk stehen unsere druckstabilen Knochen durch die Zugspannung von Muskulatur und Bindegewebe idealerweise unter möglichst viel Zug. Wenn wir uns aufrichten, drücken die Knochen nicht aufeinander. Sie werden in den Gelenken durch unsere Weichteile auf Abstand gehalten. Diese elastische Zugspannung schont die inneren Bestandteile unserer Gelenke und insbesondere auch der Knie, solange sie erhalten bleibt.

Die Funktion der Knie: Die Modulation der Schwingung beim Gehen

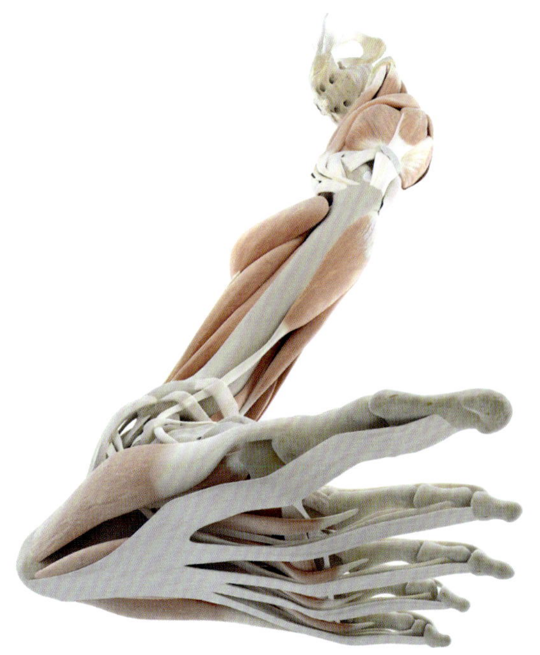

Der Aufbau des Beins als Stoßdämpfer für das Gehen aus der Sicht von unten

Auf die Funktion des Knies und der Umsetzung von Druck und Zug sowie der Modulation der entstehenden Schwingung mithilfe von Muskulatur und Bindegewebe beim Gehen möchte ich im Folgenden eingehen: Die Kräfte, die durch das Abbremsen bei der Landung auf das Bein mit seinem Zentrum Knie wirken, sind extrem hoch. Die größte Belastung ist der Stoß, der durch den aufsetzenden Fuß nach oben entsteht, während gleichzeitig das Körpergewicht in Schwerkraftrichtung nach unten drückt. Um eine Einschätzung der Kräfte zu bekommen, könnten Sie zum

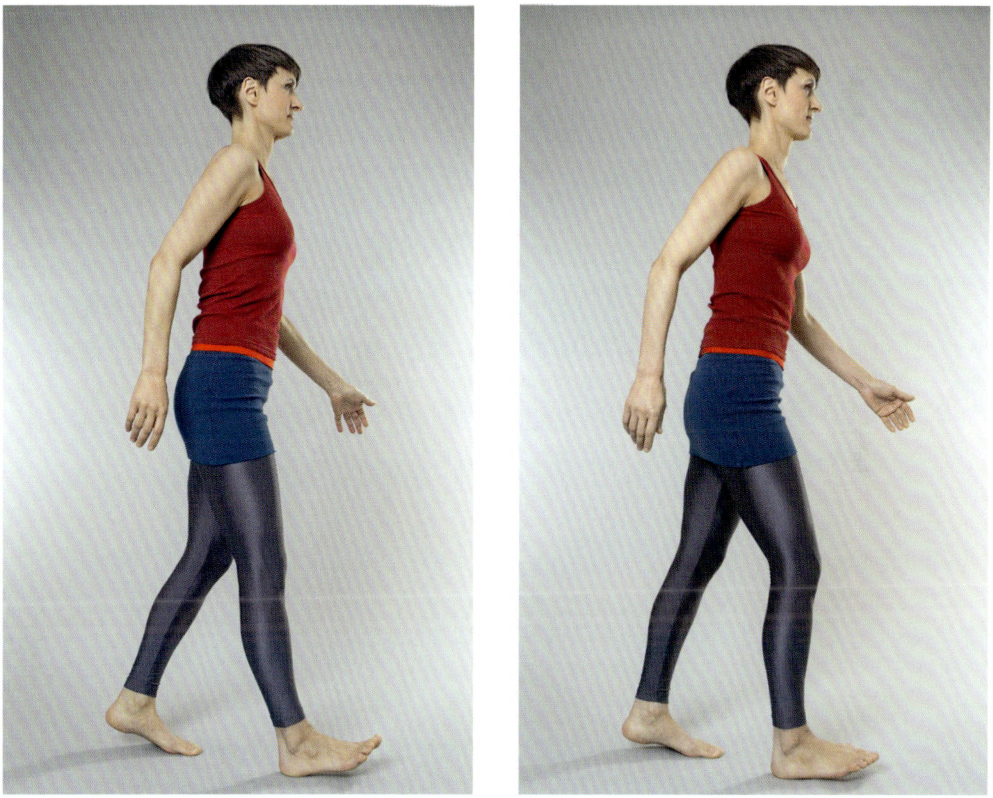

Im ersten Bild sehen Sie eine gestreckte harte Kniestellung bei der Landung der Ferse auf dem Boden. Das Kniegelenk kann seine stoßdämpfende Wirkung nicht entfalten. Im zweiten Bild die günstige federbereite Kniehaltung mit flächigem Auftritt auf der Ferse.

Vergleich den Aufprall Ihres Kopfes gegen ein Hindernis bei einem Sturz nach unten heranziehen.
Beim Gehen schiebt gleichzeitig die in Schwung gebrachte Masse des Körpers über dem stehen gebliebenen Fuß und dem Unterschenkel den gesamten Körper weiter nach vorne. Durch seine scharnierartige anatomische Form und die Elastizität der Muskeln und Sehnen kann das Knie die auftretenden Druckkräfte in Zug für Aufrichtung und Fortbewegung umwandeln. Ein leicht gebeugtes Kniegelenk streckt sich beim Gehen nach der Landung des Fußes am Boden durch die weitere Vorwärtsbewegung des Körpers von selbst. Beim Landen des Fußes auf dem Boden wird der durch die Schwerkraft entstehende Druck Ihres Körpergewichts mithilfe Ihrer Knie in Zug und damit in Aufrichtung und Fortbewegung umgewandelt. Ihre vom Nervensystem gesteuerten Muskeln dienen dabei der Stabilisierung und der Ausrichtung der miteinander verbundenen Knochen. Sie leiten im Idealfall die Stoß- bzw. Schwingungswelle weiter. Die Muskeln verlängern und verkürzen sich dabei kaum.
Die größte Veränderung der Länge betrifft die Sehnen, die sich ähnlich wie ein elastisches Gummiband verhalten. Entscheidend für die Modulation der hohen Kräfte ist ihre Schwingungsfähigkeit. Sind die Knie beim Aufkommen des Fußes zu stark gestreckt, wird der Stoß hart und mit einer hohen Energiemenge bis zur Schädeldecke geleitet. Ist das Kniegelenk in einer leichten Beugestellung (20 bis 30 Grad), kann es die Stoßwelle modulieren und den Auftritt weich gestalten. Die Kräfte, die auf alle Gelenke eines Körpers wirken, sowie die Kräfte, die auf die Strukturen eines Kniegelenks wirken, werden anatomisch sinnvoll geleitet und verteilt.

WICHTIGES ZU IHREM GANG

Die Verknüpfung des bereits erworbenen theoretischen Wissens über Druck, Zug und Schwingungsfähigkeit mit der eigenen Wahrnehmung beim Gehen führt zu einem tiefen Verständnis der Funktion Ihres Kniegelenks.

Ich werde Ihnen jetzt einige Fragen zum Gehen stellen, die Sie bitte auch in Bewegung überprüfen. Nehmen Sie sich nach den ersten Schritten zu Hause bitte viel Zeit bei einem Spaziergang, um sich mit jeder einzelnen Frage zu beschäftigen. Nur das körperliche Erleben führt zu einem tiefen Verständnis aller Beschreibungen in diesem Buch.

Wie gehen Sie?

Stellen Sie sich auf ein Bein und schwingen Sie mit dem freien Bein von vorn nach hinten und wieder zurück.

Das stehende Bein wird als Standbein, das schwingende Bein als Schwung- oder auch Spielbein bezeichnet. Beim Gehen wechseln Stand- und Schwungbein in schnellem Rhythmus.

Welche Länge hat Ihr Schritt?

Die Schrittlänge ist ein Ausdruck unserer geistig-seelischen Befindlichkeit. Die Schrittlänge wird zur Steigerung des Gehtempos meist größer. Das englische Wort »stress« (Belastung) bezeichnet sehr genau inneres Erleben und unmittelbare Folge für Ihr Kniegelenk. Dabei ist die Wahrnehmung unseres inneren Ladungszustandes beim Gehen von antrainierten Gewohnheiten und Verhaltensmustern abhängig.

Gehen wird in einem sozialen und gesellschaftlichen Umfeld von uns erlernt. Gehen alle Menschen in meiner Umgebung schnell und mit großen Schritten durch ihr Leben, nimmt die Wahrscheinlichkeit, dass dies für mich als »normal« und »natürlich« empfunden wird, zu. Es wird zu meiner Gewohnheit, und vielleicht bin ich dann auch mit der tiefen inneren Überzeugung verbunden, dass dies »richtig« sei, obwohl es eine schädigende Wirkung hervorrufen kann. Denn: Kleine Schritte sind weniger belastend als große Schritte. Gehen Sie deshalb jetzt los und achten Sie auf Ihre Schrittlänge. Machen Sie sich einen Spaß und variieren Sie Ihr Tempo und Ihre Schrittlänge. Wie wirkt sich Ihre Konzentration auf Ihre Knie und Ihren inneren Spannungszustand aus?

Wo befindet sich der Landepunkt des Fußes?

Ziehen Sie Schuhe und Socken aus und tasten Sie das leicht verschiebliche Fettpolster unter Ihrer Ferse. Sie kennen vermutlich die zugleich weiche und doch auch stabile Konsistenz von Katzen- oder Hundepfoten. Der erste Kontaktpunkt des landenden vorderen Fußes befindet sich im Idealfall auf diesem weichen Gewebe. Es kann Ihnen bei einer flächigen Landung als Druckpolster dienen.

Gehen Sie barfuß los und versuchen Sie, flächig auf der Ferse zu landen. Das gleiche Experiment können Sie im Anschluss auch mit Schuhen vollziehen. Sie werden bemerken, dass sich bei der bewussten flächigen Landung auf dem Fettpolster der Ferse auch Ihre Schrittlänge verändern wird.

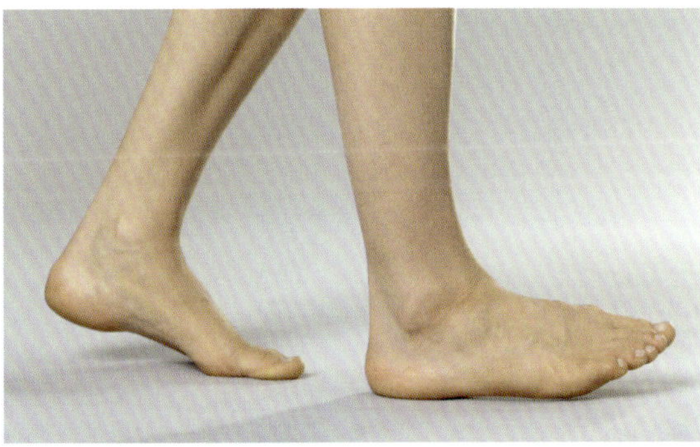

Sie sehen im Bild die weiche und schonende Landung auf dem Fettpolster der Ferse.

Erster Kontakt zwischen Ferse und Boden

Wie gestreckt sind Ihre Knie beim ersten Kontakt der Ferse mit dem Boden? Fühlt sich Ihr vorderes landendes Bein weich oder hart an?

Ihre Kniegelenke haben die Fähigkeit, beim Aufkommen und Abbremsen der Füße elastisch und federnd reagieren zu können, sprich: Druck in Zug umzuwandeln. Im Moment der Landung der Ferse sollte das Knie deshalb leicht gebeugt sein. Die Modulation der vom Fuß kommenden Stoßwelle kann dann sanft und geschmeidig erfolgen. Spüren Sie einen harten Stoß im ganzen Bein, sind Sie zu weit hinten auf der knöchernen Fersenkante gelandet. Ihre Knie waren gestreckt. Die Belastung aller Gelenke Ihres Körpers und vor allem Ihrer Knie ist dann bei jedem Schritt sehr hoch. Gehen Sie deshalb zur besseren Wahrnehmung wieder barfuß los. Jetzt konzentrieren Sie sich auf die Flexibilität Ihrer Knie und wieder auf die Verbindung zum Landepunkt auf der Ferse. Auch hier können Sie die elastisch federnden Kniegelenke

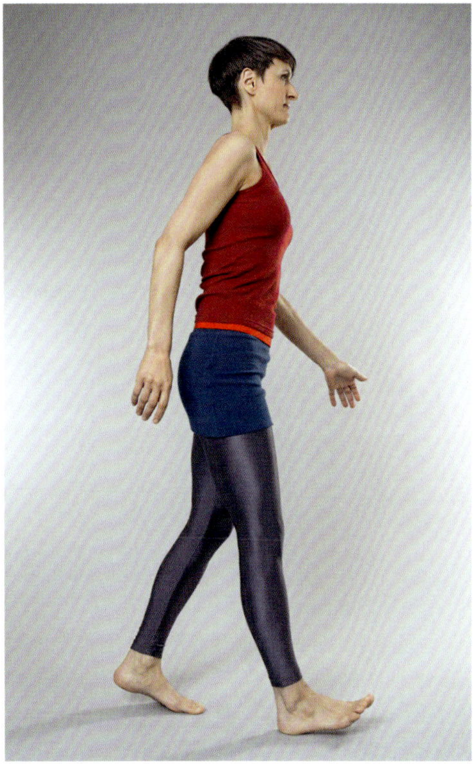
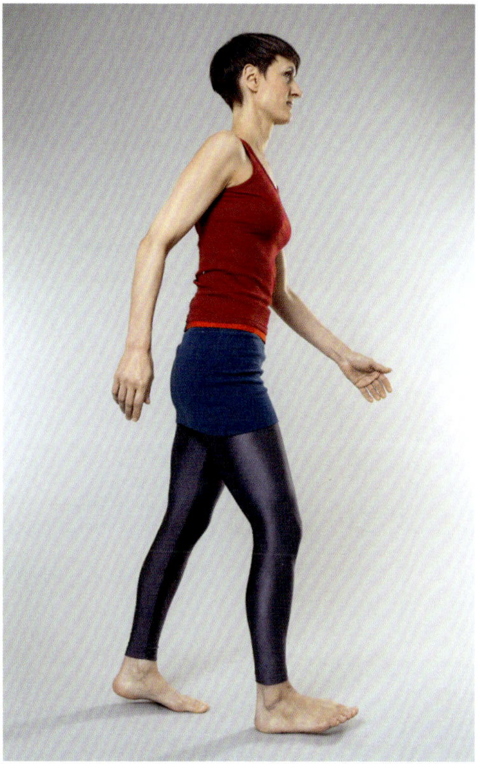

Im ersten Bild sehen Sie ein bei der Landung des Fußes stark gestrecktes Kniegelenk, im zweiten Bild ein leicht gebeugtes Knie. Beachten Sie auch die unterschiedlichen Auftrittsflächen auf der Ferse.

von Hunden, Katzen oder Pferden zur Anschauung nehmen. Wiederholen Sie dieses Experiment auch mit Schuhen.

Auftreten des Fußes und die Streckung des Knies

Nach dem ersten Kontakt der Ferse mit dem Boden setzt der ganze Fuß auf. Das Knie streckt sich durch die Vorwärtsbewegung des Körpers über dem auf dem Boden stehen gebliebenen Fuß. Druck wird in Zug gewandelt. Weiter geht es im Selbstversuch. Nehmen Sie die kurze Phase des stehenden Fußes am Boden wahr. Beginnen Sie zuerst mit der Wahrnehmung eines Fußes. Ihr Fuß steht bei einer lang-

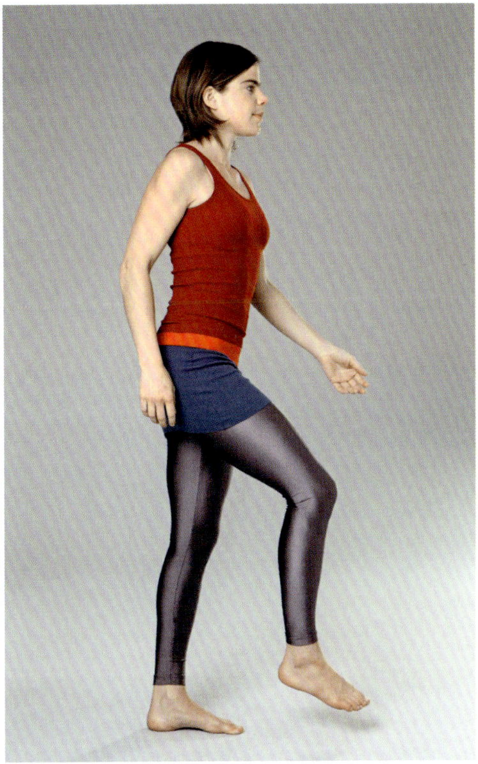

Im Bild sehen Sie das linke Bein in der mittleren Standbeinphase. Das Becken steht in diesem Moment genau über dem linken Fuß.

samen Gehgeschwindigkeit von 3 km/h ungefähr 0,8 Sekunden auf dem Boden. In den ersten Zehntelsekunden bewegt sich Ihr Körper von hinten zur Mitte über den Fuß. In der zweiten Phase wird der zuerst vorne stehende Fuß durch die Vorwärtsbewegung des Körpers zum hinten stehenden Fuß. Die Phase endet mit der Ablösung der Ferse. Versuchen Sie, trotz der Wahrnehmung des stehenden Fußes im rhythmischen Bewegungsfluss des Gehens zu bleiben.

Wie gestreckt sind Ihre Knie?

Die vollständige Streckung Ihres Knies nach hinten sollte kurz vor der Anhebung der Ferse des hinteren Fußes stattfinden. Die Dehnfähigkeit von Bindegewebe und Muskulatur des Beins und die volle Beweglichkeit der Beingelenke führen zur Leichtigkeit im Abdruck durch Vorspannung der elastischen Zugelemente, den Sehnen.
Haben Sie die Fähigkeit verloren, Ihr oberes Sprung-, Knie- und Hüftgelenk und somit Ihr ganzes Bein nach hinten zu strecken, können Sie nur unvollständig Zug in Abdruck verwandeln. Sie müssen Ihr Bein mit größerem muskulärem Aufwand gegen die Schwerkraft anheben. Der Fuß und das Knie werden dadurch zudem stark innen belastet. Das Knie kann nicht mehr geradeaus in Gehrichtung zeigen.

Gehen Sie weiter und schenken Sie der Streckung Ihrer Kniekehle besondere Aufmerksamkeit. Sie können sich von einer Person beim Gehen filmen lassen, um eine optische Kontrolle von Streckung und Ausrichtung Ihrer Knie zu bekommen.

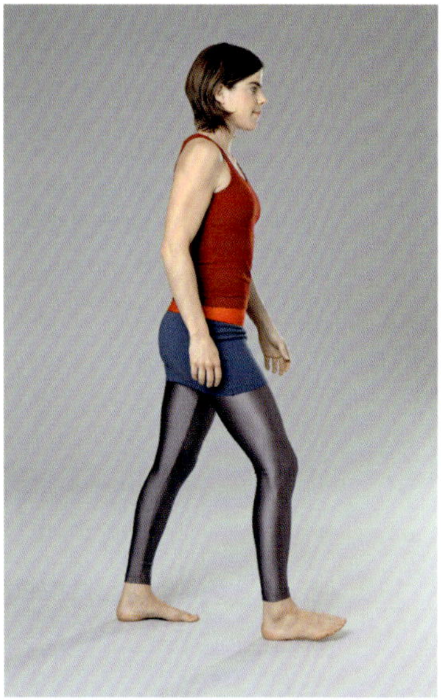
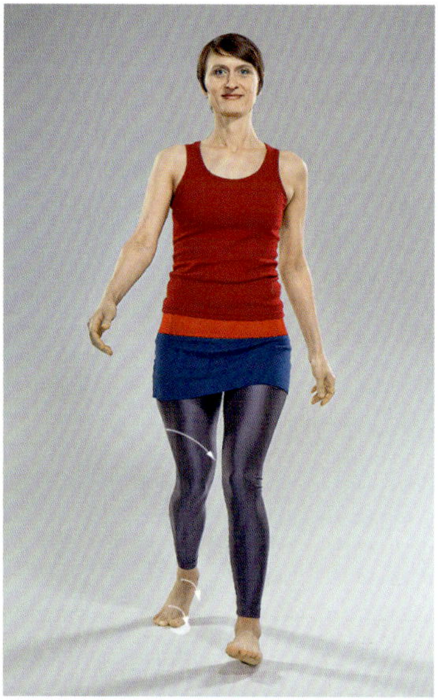
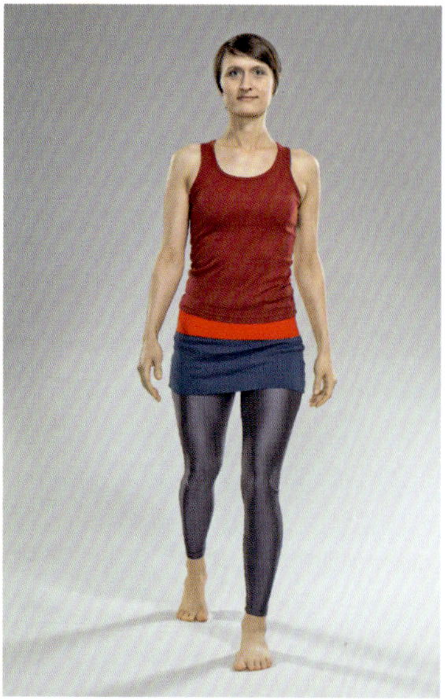

Im ersten Bild sehen Sie die Streckung des hinteren Beins und die weiche Landung des vorderen Fußes durch ein leicht gebeugtes Kniegelenk. Im zweiten Bild können Sie am hinteren Knie die häufige Innendrehung mit gleichzeitiger Kippbewegung des Fußes nach innen erkennen. Im dritten Bild die sinnvolle Ausrichtung von Fuß und Knie beider Beine geradeaus.

Auf welchem Boden gehen Sie?

Gehen Sie auf einer unebenen Wiese oder einem Waldboden, werden Sie dem Boden zur Wahrung der Balance Aufmerksamkeit schenken. Ihre Schrittlänge wird kürzer, der Landepunkt flächiger. Gleichzeitig wird die weiche Schwingungsfähigkeit der meisten natürlichen Böden als angenehm empfunden. Die Bodenreaktionskraft nimmt ab. Harte oder glatte Böden lassen Ihre Aufmerksamkeit dagegen sinken. Dadurch kann Ihre Federfähigkeit abnehmen, die Bodenreaktionskraft nimmt zu.

Gehen Sie auf unterschiedlichen Böden. Gehen Sie, wenn es Ihr Gesundheitszustand zulässt, auch in Wald und Flur querfeldein. Nehmen Sie die Spannung in Ihren Beinen und besonders die Schwingungsfähigkeit Ihrer Knie wahr.

DAS KNIE SELBST UNTERSUCHEN

Durch die eigene Untersuchung des Knies werden die Bilder und Beschreibungen tast- und fühlbar. Die Verbindung der Vorstellung mit unserer Sinnlichkeit ist eine wichtige Voraussetzung für intelligentes Üben. Bei Schmerzen wird Ihre Kommunikation mit Physiotherapeuten und Ärzten unterstützt.

Damit Sie das Kniegelenk und die bei seiner Funktion beteiligten Knochen-, Muskel-, Bindegewebs- sowie Fettstrukturen im Detail kennenlernen und selbst ein eigenes anatomisches Wissen über das Knie entwickeln, werde ich Sie jetzt mit den tastbaren und auch mit den nicht zu tastenden Anteilen bekannt machen. Sie können bei den von außen spürbaren Anteilen zu Ihrer besseren Veranschaulichung einen Filzstift zum Anzeichnen verwenden. Für alle Beschreibung der inneren und damit nicht zu tastenden Strukturen des Knies nehmen Sie die Bilder in diesem Buch zur Hand. Versuchen Sie, die Bilder in Ihrer Vorstellung mit Ihrem eigenen Knie in Einklang zu bringen. Die Bekanntheit der anatomischen Strukturen wird Ihnen das spätere Üben erleichtern und Ihr Verständnis für das Kniegelenk und vielleicht schon aufgetretene Probleme verbessern. Diese eigene Untersuchung des Knies ersetzt bei Schmerzen nicht den Besuch bei einer Ärztin oder einem Arzt, einer Physiotherapeutin oder einem Physiotherapeuten. Die Person vom Fach kann durch ihre Erfahrung, durch funktionelles Testen und auch mit bildgebenden Verfahren eine genaue Diagnose oder einen Befund erstellen. Auf diese Weise können Sie als Patient diesen Berufsgruppen durch Ihr erworbenes Wissen genauere Informationen geben und bessere Fragen stellen. Am Ende des Buches finden Sie ein Kapitel zu spezifischen Krankheitsbildern und den dadurch auftretenden Schmerzen (s. S. 137 ff).

Das Gelenk und der Gelenkspalt

Das Kniegelenk ist ein Scharniergelenk, das bei zunehmender Beugung auch eine Drehfunktion des Unterschenkels gegen den Oberschenkel besitzt. Die drei gelenkbildenden Knochen des Kniegelenks sind das Schienbein (*Tibia*), der Oberschenkelknochen (*Femur*) und die Kniescheibe (*Patella*). Die Knochen des Gelenks können sich durch eine Kombination aus Rollen und Gleiten gegeneinander bewegen. Die Rollbewegung findet zwischen den beiden großen Knochen, also Schienbein und Oberschenkel, statt. Damit die Knochen in jeder Bewegungsphase zentriert übereinanderstehen, wird das Rollen durch eine kleine Gleitbewegung des Oberschenkels über dem Unterschenkel ergänzt. Umhüllt wird das Gelenk von einer außen derben und kräftigen Gelenkkapsel. Im Inneren ist die Kapsel mit Schleimhaut ausgekleidet, die eine nährende Flüssigkeit abgibt, die

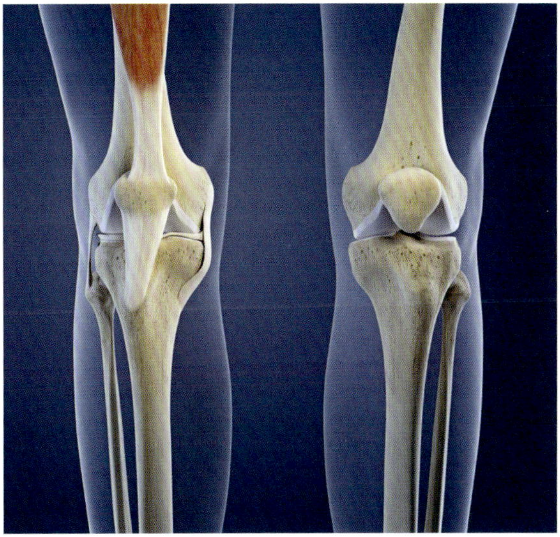

Beide Bilder zeigen Kniegelenke von vorne. Sichtbar ist der Gelenkspalt des Knies zwischen Ober- und Unterschenkel. Davor befindet sich die Kniescheibe.

zusätzlich als Gleitmittel im Gelenkspalt zwischen den Knochen dient.

Setzen Sie sich auf einen Stuhl. Tasten Sie jetzt mit beiden Händen bei gebeugtem Kniegelenk auf der Innen- und Außenseite die großen seitlichen Gelenkrollen (*Kondylen*) des Oberschenkelknochens.

Sie sind hart und fest. Wenn Sie über diese Erhebungen langsam nach unten gleiten, spüren Sie eine kleine Vertiefung – den Gelenkspalt zwischen den Knochen. Bewegen Sie für eine gute Wahrnehmung des Spalts Ihre Finger, ohne zu rutschen, auf der beweglichen Haut nach oben und unten. Unten spüren Sie die äußeren Enden des Schienbeinkopfes (*Tibiaplateau*). Dazwischen liegt die Vertiefung des Gelenkspaltes. Sie können den Spalt nach dem Auffinden mit einem Filzstift anzeichnen. Sollte Ihnen die Suche schwerfallen, bewegen Sie ein bisschen den Unterschenkel gegen den Oberschenkel, dann dürfte sich der Spalt gut fühlen lassen.

Der **Hoffa'sche Fettkörper** befindet sich hinter der Patellarsehne und somit im Bereich des Gelenkspalts. Tasten Sie zur Ermittlung seiner Lage die Patellarsehne. Sie befindet sich in der Mitte der Vorderseite des Knies und verbindet das obere Ende des Schienbeins mit der Kniescheibe. Zeichnen Sie die Sehne wieder mit einem Filzstift an. Die genaue Funktion der Sehne werden Sie im Verlauf dieses Kapitels kennenlernen.

Der darunter und rechts und links davon gelegene Hoffa'sche Fettkörper besteht aus lockerem Bindegewebe und vielen Fettzellen. Durch dieses große Fettpolster werden die hohen Druckbelastungen im Inneren des Gelenks dosiert und gedämpft. Dieser Fettkörper besitzt außerdem eine sehr feine Sensorik. Viele Nervenfasern melden die Druck- und Zugverhältnisse und die Stellung der gelenkbildenden Kno-

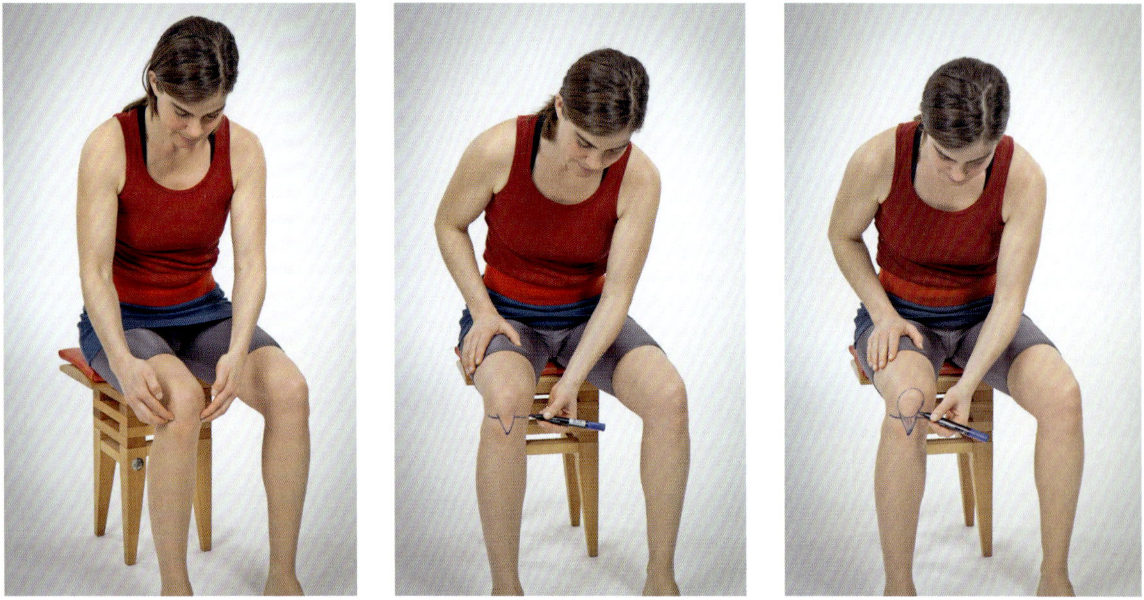

In den Bildern sehen Sie das Ertasten des Gelenkspalts. Zur besseren Kennzeichnung können Sie einen Filzstift für die Markierung verwenden.
Der Gelenkspalt wird vorne in der Mitte von der Patellarsehne überzogen. Diese ist in den Bildern V-förmig, die Kniescheibe (*Patella*) kreisförmig aufgemalt.

chen des Knies. Sollten Sie beim Drücken des Fettkörpers im Gelenkspalt Schmerzen verspüren, ist dies ein Zeichen für Veränderungen im Gelenk. Der Fettkörper quillt bei einer Knorpel- oder Meniskusschädigung auf, wird größer und drucksensibel. Er ist durch seine zentrale Lage einer der Hauptverantwortlichen für die Meldung von Veränderungen im Knie, die von uns dann oft als Schmerz wahrgenommen werden.

DIE INNEREN STRUKTUREN – GELENKFLÄCHEN, KREUZBÄNDER, KNORPEL UND MENISKEN

Bei der Bewegung des Menschen wirken extreme Kräfte auf die Kniegelenke. Die komplexen inneren Strukturen sind ein Abbild der hochspezifischen Antworten der Evolution auf die Anforderungen an hohe Flexibilität und gleichzeitiger guter Stabilität.

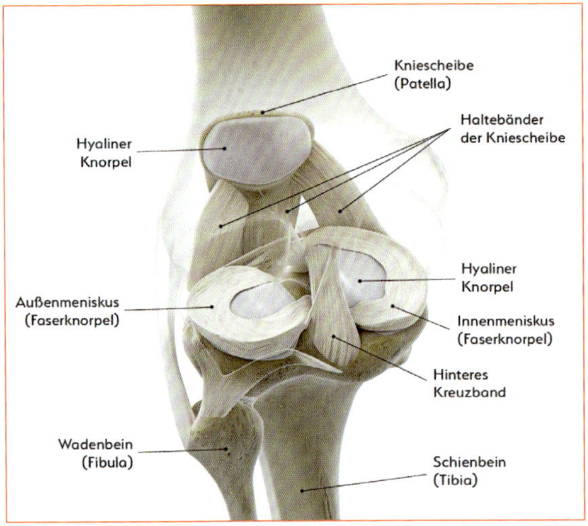

Hier bekommen Sie einen Überblick über Gelenkflächen, Kreuzbänder, Knorpel und Menisken von hinten gesehen.

Ich beschreibe Ihnen jetzt den Raum zwischen den gelenkbildenden Knochen, die weiter innen gelegenen, nicht tastbaren Strukturen des Gelenkspaltes. Als Erstes wende ich mich den Oberflächen der gelenkbildenden Knochen zu. Sie zeigen durch die Formung ihrer Flächen ihre Funktion. Das Schienbein (*Tibia*) ist, um den hohen Kräften standzuhalten, an seinem oberen knöchernen Ende relativ flach, breit und massiv aufgebaut. An der Innenseite, das als mediales Kompartiment bezeichnet wird, zeigt sich eine flächige konkave Vertiefung, an der Außenseite, dem lateralen Kompartiment, eine leichte konvexe Erhöhung. In der Mitte zwischen beiden Kompartimenten befinden sich zwei knöcherne Ausziehungen nach oben, die zur Befestigung der Kreuzbänder dienen. Sie kreuzen im Inneren des Gelenks als vorderes und hinteres Kreuzband. Wenn Sie Ihre Hände übereinanderlegen, für das rechte Knie die rechte Hand über die linke, für das linke Knie genau umgekehrt, können Sie den Verlauf nachvollziehen.

Gemeinsam mit dem Innen- und Außenband an den Seiten des Gelenks sorgen die Kreuzbänder bei der Streckung des Knies in der Standbeinphase durch ihre zunehmende spiralige Wicklung für Stabilität. Die knöchernen Gelenkpartner können sich dann nur noch minimal gegeneinander verschieben. Der Oberschenkelknochen ist, passend zum Schienbein, in zwei Gelenkrollen (*Kondylen*) geteilt und hat mittig eine Befestigung durch die Kreuzbänder. Seine Gelenkfläche ist bei gestrecktem Knie mit einem großen Radius, bei gebeugtem Knie mit einem kleinen Radius ausgestattet, da beim Gehen in der gestreckten Standbeinphase größerer Druck auf die Gelenkflächen wirkt als bei der gebeugten Stellung des Kniegelenks in der Spielbeinphase.

Die Oberflächen der Enden der beiden langen Knochen sind, wie auch in anderen

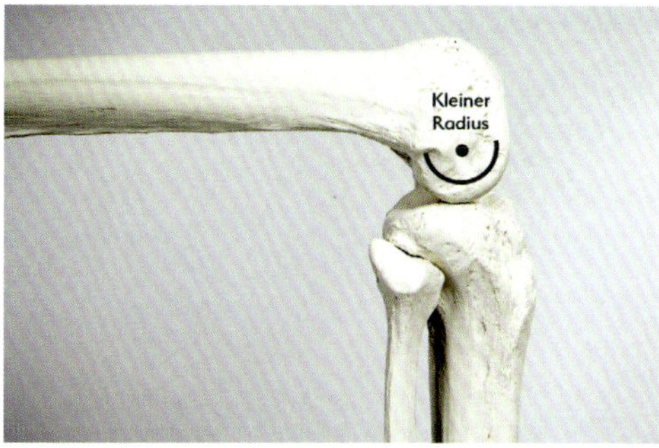

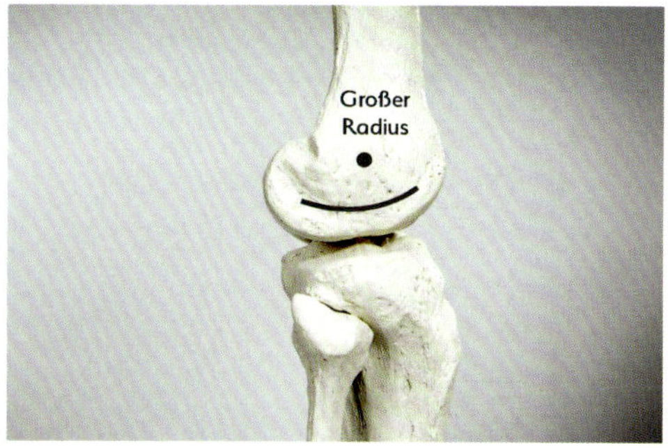

In den Bildern sehen Sie die unterschiedlichen Radien der großen Gelenkrollen (*Kondylen*) des Oberschenkelknochens. Bei zunehmender Streckung wird das Kniegelenk durch die Knochenform belastungsstabil.

Gelenken des Körpers, von einer hyalinen Knorpelschicht überzogen. Der weiche, hyaline Knorpel hat die Fähigkeit einer hohen Verformbarkeit und Druckelastizität. Er dient deshalb dem Knochen als Schutz. Der Knorpel ist allerdings nicht durchblutet. Deshalb wird er durch Diffusion bzw. Konvektion ernährt. Diese entsteht bei der Bewegung, vor allem beim Gehen, durch die Wandlung von Druck in Zug. Dies setzt einen Walkvorgang im Gelenk in Gang, der die von der Kapselinnenhaut (*Synovialis*) gebildete und nährende Gelenkflüssigkeit (*Synovia*) in den Knorpel hinein- und auch wieder herausdrückt.

Auf den hyalinen Knorpelflächen des Schienbeins sitzen ein innerer und ein äußerer **Meniskus**. Die Menisken sind halbmondförmig und bilden zu den Gelenkrollen des Oberschenkels ein besseres Gegenstück als die eher glatten Gelenkflächen des Schienbeins. Menisken schützen den hyalinen Knorpel durch kleine Gleitbewegungen und durch eine gewisse Verformbarkeit nach vorne und hinten. Sie helfen dadurch mit, bei Bewegungen den Oberschenkel zentriert über dem Unterschenkel zu halten und Druck in Zug zu wandeln.

Die Menisken sind, wie unsere Bandscheiben, aus **Faserknorpeln** aufgebaut (hoher Gehalt an Fasern). Ihre Druckelastizität wird im Vergleich zu hyalinem Knorpel durch eine höhere Zugfestigkeit ergänzt.

Der **Innenmeniskus** (*Meniscus medialis*) ist mit dem Innenband und der inneren Gelenkkapsel verwachsen. Dieses Konstruktionsmerkmal bietet eine größere Festigkeit als am **Außenmeniskus** (*Meniscus lateralis*), da die Hauptbelastungsachse des Beins im Knie über den inneren Bereich verläuft. Auf der Außenseite geben das Außenband und der Außenmeniskus aufgrund ihrer räumlichen Trennung eine größere Beweglichkeit frei. Dies ist bei der durch die Gehbewegung entstehende Innen- und Außenrotation des Unterschenkels zum Oberschenkel von Bedeutung. Ich werde diese Tatsache in einem folgenden Kapitel zur spiraligen Verschraubung des Beins (s. S. 47 ff) erklären.

Alle inneren Strukturen sind von der Ausrichtung der zwei großen Knochen, Schienbein (*Tibia*) und Oberschenkel (*Femur*), zueinander betroffen. Vor allem die Rotationstellung um die Längsachse des

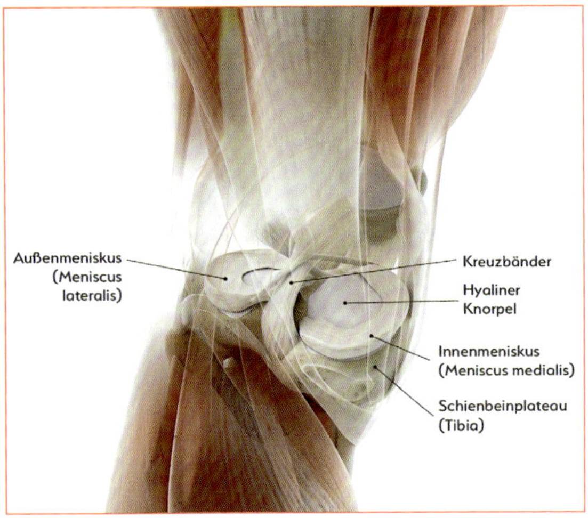

Im Bild der Blick von hinten auf die im Kapitel beschriebenen Strukturen

Beines ist entscheidend. Um hierfür ein noch besseres Verständnis zu entwickeln, wende ich mich jetzt den gut tastbaren äußeren Knochen-, Muskel- und Bindegewebsstrukturen zu.

Die Kniescheibe

Ertasten Sie jetzt Ihre Kniescheibe (*Patella*). Strecken Sie dazu Ihr Bein. Sie spüren den scheibenförmigen Knochen auf der Oberseite. Auf der Unterseite ist die Kniescheibe zur Mitte hin etwas gewölbt und mit einer Oberfläche aus hyalinem Knorpel überzogen, der eine Stärke von bis zu 7 mm erreichen kann und damit die größte Knorpelstärke im menschlichen Körper besitzt. Dies ist Ausdruck der hohen Hebelkräfte, die auf das Knie und insbesondere auf die Kniescheibe wirken.

Die Patella ist an vier Bändern frei beweglich aufgehängt. Sie ist das größte Sesambein im menschlichen Körper. Ein Sesambein ist eine Umlenkrolle, die in diesem Fall am Knie die Kraft des großen Streckmuskels (*M. quadriceps*) wirkungsvoll überträgt. Der Streckmuskel sorgt für die Bewegung, und zusammen mit den Bändern für Halt der Kniescheibe in ihrer Gleitrinne bei der Bewegung des Oberschenkelkno-

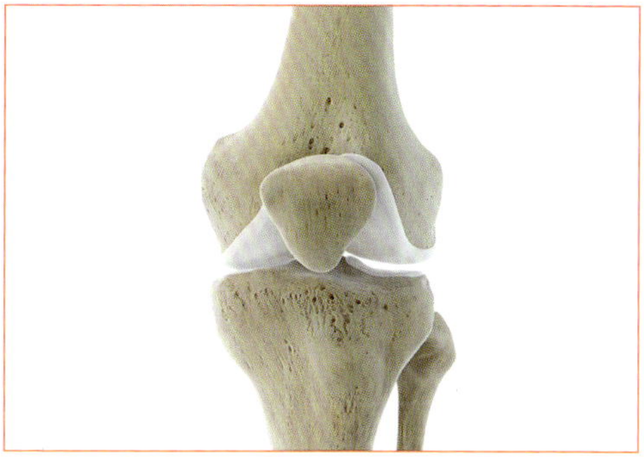

Auf den Bildern sehen Sie ein gestrecktes Knie von vorne, in der Mitte sieht man die Kniescheibe (*Patella*).

chens (*Femur*) gegen den Unterschenkel. Über die Patellarsehne steht die Kniescheibe mit dem Schienbein (*Tibia*) in Verbindung.

Setzen Sie sich auf einen Stuhl und zeichnen Sie mit einem Filzstift die Form der Kniescheibe nach und ergänzen Sie die Zeichnung um die Patellarsehne. Am Schienbein (*Tibia*) bildet sich durch den Zug der Sehne am Ansatzpunkt eine leichte Erhöhung, die für Sie gut tastbar ist. Strecken Sie jetzt ein Bein. Bewegen Sie Ihre Kniescheibe gegen einen leichten Widerstand Ihrer Finger an der Oberkante bei weiterhin gestrecktem Bein auf und ab. Die Kniescheibe muss sich frei bewegen können. Idealerweise bewegt sie sich ein bisschen mehr nach innen als nach außen. Ein kleiner Tipp dazu: Entspannen Sie am An-

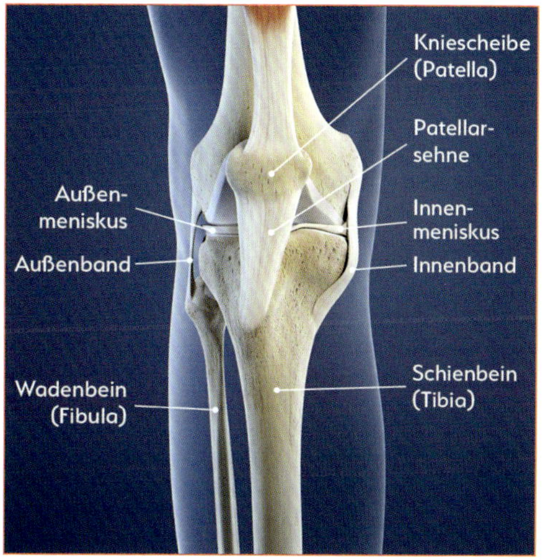

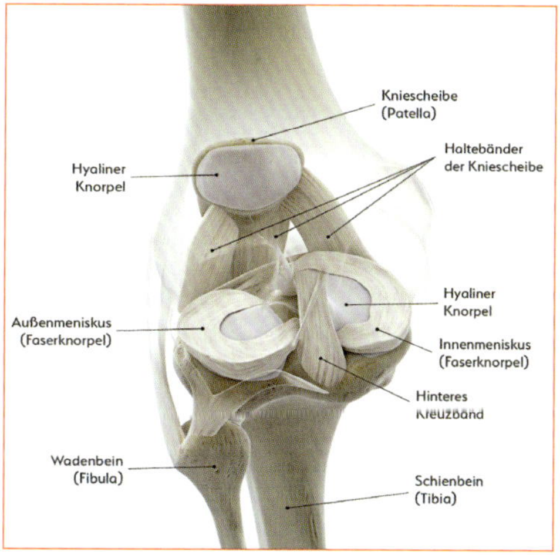

In diesem Bild sehen Sie die Patella mit ihrer Knorpelfläche von hinten. Drei Bänder sind zu sehen. Das vierte befindet sich als Patellarsehne auf der Vorderseite.

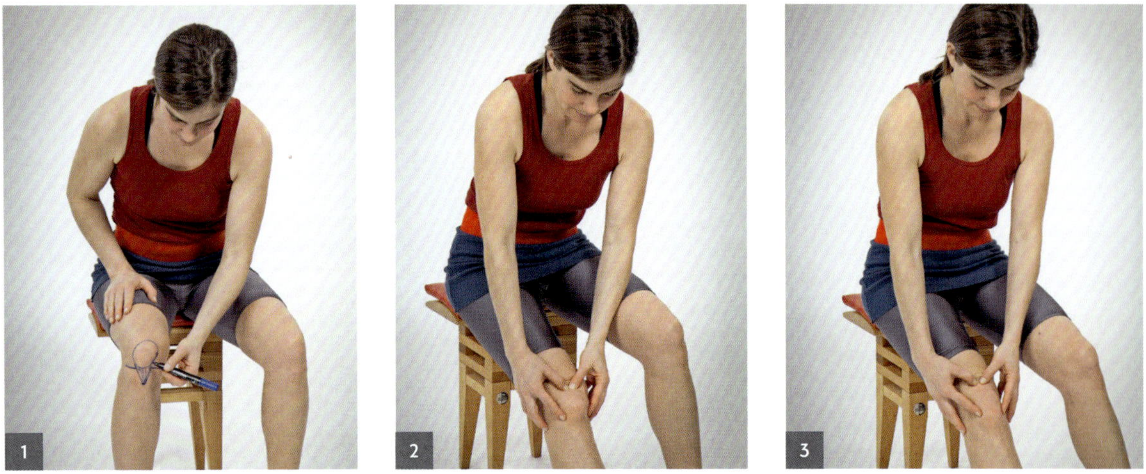

1 Im Bild sehen Sie durch den Filzstift angezeichnet die Kniescheibe (rund), die Patellarsehne (V-förmig) sowie den Gelenkspalt (Querstrich).

2 Im zweiten Bild sehen Sie die nach unten Richtung Schienbein gedrückte Kniescheibe.

3 Im dritten Bild wird die Kniescheibe gegen den leichten Widerstand der Finger durch die Anspannung des vorderen Oberschenkelmuskels nach oben gezogen.

fang den Streckmuskel des Oberschenkels und schieben Sie die Kniescheibe nach unten. Ohne die Entspannung können Sie die Kniescheibe nicht nach oben ziehen.

Die Muskulatur und das Bindegewebe der Vorderseite

Die Kniescheibe ist neben der Befestigung über die Patellarsehne am Schienbein auch Ansatzpunkt für den großen Streckmuskel auf der Oberschenkelvorderseite. Sie können mit Ihren Händen die Anspannung des Muskels durch das Hochziehen der Kniescheibe spüren. Der Muskel besteht aus vier Anteilen. Der innere, nah am Knie gelegene Anteil wird *Vastus medialis* genannt. Ein weiterer längerer Muskelanteil liegt mittig – der *Musculus rectus femoris* –, der eine direkte Verbindung mit den Beckenknochen eingeht. Darunter befindet sich der *Vastus intermedius*, der

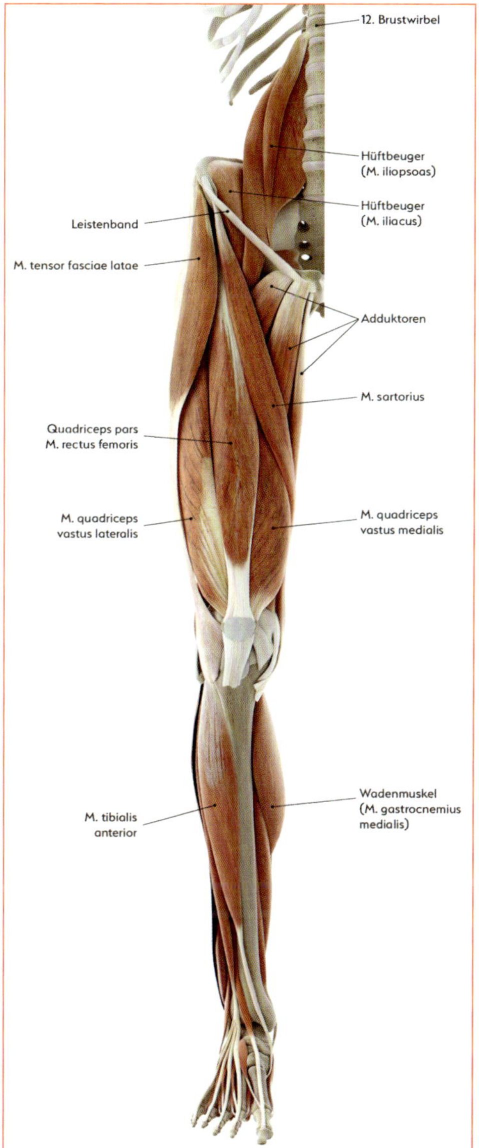

aufgrund seiner Lage nicht zu tasten ist. Weiter außen liegt der kräftigste Anteil, der *Vastus lateralis*.

Um alle Muskelanteile kennenzulernen, folgen Sie mit Ihren Fingern langsam dem Verlauf nach oben zum Beckenknochen. Drücken Sie dabei mit Ihren Fingern in die Tiefe. Der gesamte Muskel sollte sich weich und geschmeidig anfühlen. Spüren Sie Verhärtungen und Schmerzen, sind Teile des Muskels verspannt. Dies kann Schmerzen im Knie und an den Sehnenansätzen um das Knie auslösen. Deshalb ist es sehr wichtig, langsam und genau die Muskulatur der Oberschenkelvorderseite zu untersuchen. Im Kapitel »Die Massage mit Rollen und Bällen« (s. S. 87 ff) bekommen Sie eine Anleitung, wie Sie die verspannte Muskulatur wieder geschmeidig und weich massieren können.

Stehen Sie jetzt auf. Legen Sie eine Hand auf den unteren Anteil des Oberschenkelmuskels. Gehen Sie ein paar Schritte. Bei der Landung des Fußes spüren Sie die Anspannung des Muskels durch die von Ihrem Fuß nach oben laufende Stoß- und Schwingungswelle. Das Kniegelenk

In diesem anatomischen Bild sehen Sie das ganze Bein von vorne. Beachten Sie die im Bild oben gelegene Muskulatur im Becken. Sie ist funktioneller Bestandteil des Beins. Das Bein endet am 12. Brustwirbel!

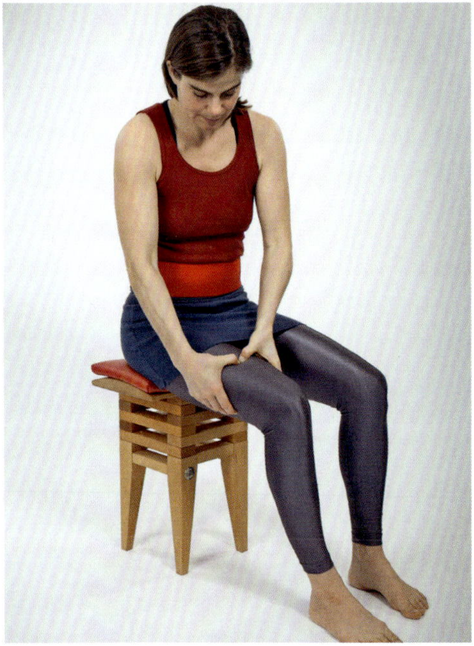

Im Bild sehen Sie das Ertasten und Prüfen der Muskelkonsistenz des Streckmuskels des Kniegelenks mithilfe der Daumen.

mit Ober- und Unterschenkel streckt sich in der Standbeinphase hinter der Kniescheibe. Sie wird dabei automatisch an das Kniegelenk angepresst. Das Knie wird durch die Kraft von Muskulatur und Bindegewebe und durch die geniale Konstruktionsweise des Gelenks stabilisiert und verriegelt. Beim Ablösen des Fußes können Sie die Entspannung wahrnehmen, Ober- und Unterschenkel öffnen sich unter der Kniescheibe.

Die Muskulatur und das Bindegewebe der Innen- und Außenseiten

Nun können Sie sich wieder setzen. Tasten Sie als Erstes auf der Außenseite des Oberschenkels nach oben. Auch dort sollte alles weich und geschmeidig sein. Dort befindet sich der kräftigste Anteil des *Musculus quadriceps* – der *Vastus lateralis*. Über ihm, direkt unter der Haut gelegen, verläuft eine starke strangartige Bindegewebsverbindung, *Tractus iliotibialis* genannt. Sie dient als eine Art straffer »Gummizug« zur Wandlung und Leitung von Druck, Zug und Schwingung zwischen Knie und Becken. Suchen Sie zum Ertasten dieses Zuges die Außenseite des Schienbeinplateaus. Es befindet sich unterhalb Ihres äußeren Kniegelenkspaltes.

Drücken Sie von dort ausgehend im Verlauf der Faszie bis zu Ihrem Beckenkamm in die Tiefe. Spüren Sie Schmerzen? Hier gilt im besonderen Maße: Schmerz ist ein Zeichen für mangelnde Elastizität und Versorgung. Sind die äußeren Anteile unelastisch und stehen sie unter zu viel Zug, wird die Kniescheibe zu weit nach außen gezogen. Sie bewegt sich dann ungünstig

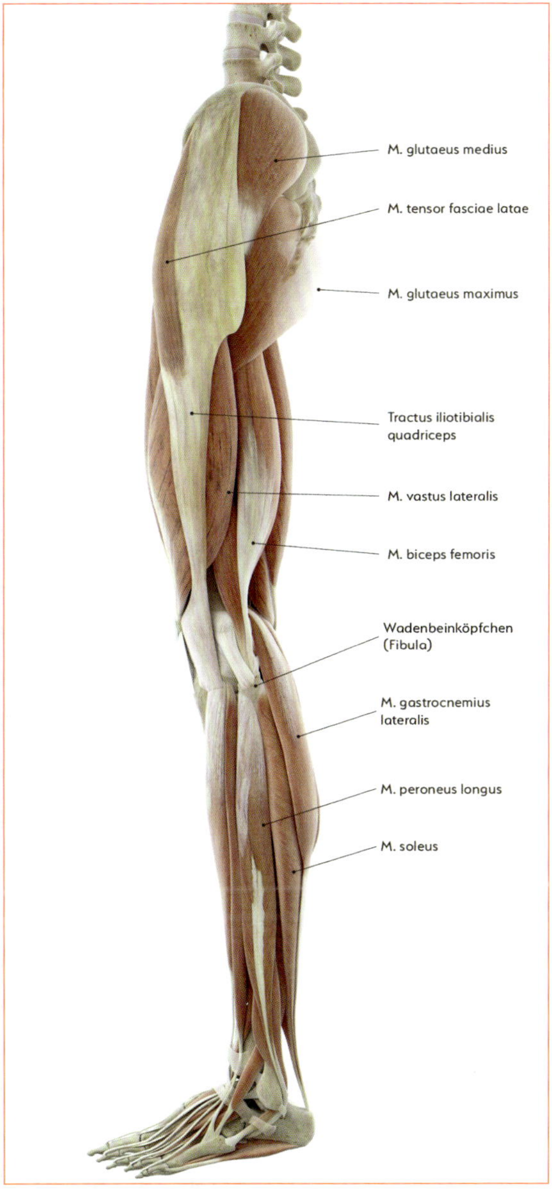

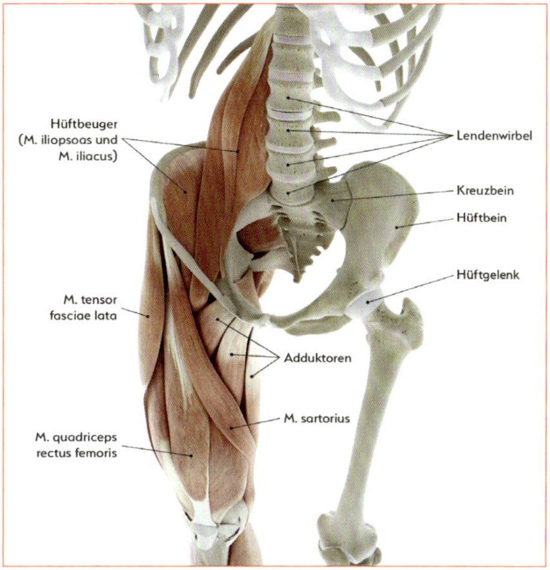

Im linken Bild sehen Sie Bindegewebe (weiß-gelblich) und Muskulatur der Außenseite des Beins. Im rechten Bild ist die Innenseite des Oberschenkels mit der dort inserierenden Hüftbeugemuskulatur des Beckens zu sehen.

in ihrer Gleitrinne. Dies führt zu einer verfrühten Abnutzung des an der Rückseite befindlichen hyalinen Gelenkknorpels und nach Belastung durch längeres Gehen zu unspezifischen Schmerzen im Knie. Außerdem wird der Unterschenkel im Vergleich zum Oberschenkel zu stark nach außen gezogen, ein typisches Muster bei einer X-Beinstellung.

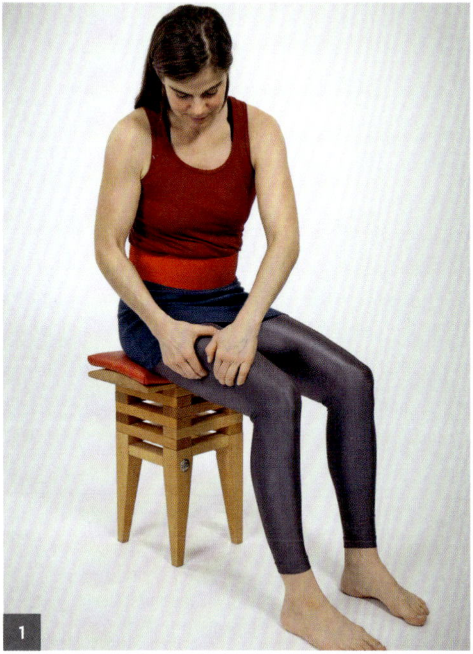

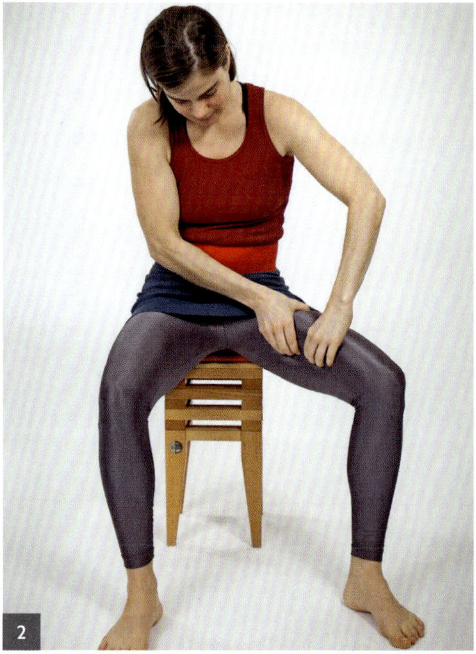

1 Im Bild sehen Sie das Ertasten der Geschmeidigkeit der Außenseite der Oberschenkel.

2 Im Bild sehen Sie das Ertasten der Muskelgruppen auf der Innenseite des Oberschenkels. Die Finger des Fotomodells befinden sich genau im Raum zwischen Adduktoren und dem vorderen oberen Streckmuskel. Die Adduktoren können das Bein zur Achse unter der Körpermitte ziehen. Sie dienen beim Gehen hauptsächlich der Stabilisation.

Gehen Sie jetzt mit Ihren Händen zur Oberschenkelinnenseite. Dort können Sie die Muskulatur der Adduktoren ertasten. Versuchen Sie, ausgehend von Ihrem Knie, den kräftigen Muskelstrang bis in Ihre Leiste zu verfolgen. Nehmen Sie dazu beide Hände und testen Sie auch hier den Gewebezustand. Drücken Sie vor allem an der Befestigung im unteren Schambeinbereich am Becken in die Tiefe.

Auch an den Innenseiten des Oberschenkels ist es wichtig, bei Verhärtungen der Muskulatur durch Massage für mehr Elastizität zu sorgen, da ansonsten die Sehnenansätze rund um das Kniegelenk schmerzen können.

Sowohl die innere als auch die äußere Muskulatur sind für die Stabilisierung des Knies in der Standbeinphase wichtig. Ein ausgewogener Zug zwischen innen und außen bewegt Unter- und Oberschenkel im Kniegelenk achsengerecht. Testen Sie wieder im Gehen den Auf- und Abbau der Spannung der Muskulatur in Stand- und Spielbeinphase.

Die Kniekehle

Jetzt gehen wir zur Rückseite des Kniegelenks, der Kniekehle. Dort liegen, gut geschützt, viele Nerven, Gefäße und Lymphknoten. Tasten Sie in der Mitte der Kniekehle bei gebeugtem Knie den kleinen Muskel der Kniekehle (*M. popliteus*). Auch er sollte sich weich und geschmeidig anfühlen. Spüren Sie dort eine schwammige flächige Schwellung, kann dies einen akuten Entzündungsprozess oder auch eine chronische mechanische Schädigung der inneren Anteile des Gelenks anzeigen. Bei einer kleineren festen Schwellung und Verhärtung kann es sich um eine **Bakerzyste** handeln. Je nach Zustand des Gelenks kann sie sich füllen oder leeren. Zu diesem Thema finden Sie weitere Informationen im Kapitel »Schmerzen und Krankheitsbilder« (s. S. 137 ff).

Muskulatur und Bindegewebe der Rückseite des Beins

Drücken Sie jetzt, wie bei der Vorderseite im Sitzen, mit beiden Händen die obere Rückseite Ihrer Unterschenkel. Dort befindet sich die starke Wadenmuskulatur. Sie wird von drei Muskelanteilen gebildet (*M. soleus, M. gastrocnemius medialis* und *lateralis*). Der innere und äußere Strang ist am Oberschenkel befestigt und hat dadurch eine große Wirkung auf die Spannung im Kniegelenk. Oft ist besonders der äußere Anteil der Waden verspannt. Durch die Verspannung ist ein für das Knie achsengerechter Zug erschwert. Spüren Sie dort eine Verspannung? Gibt es schmerzhafte Stellen? Leider ist dies nur allzu oft der Fall. Deswegen erhalten Sie im Kapitel »Die Massage mit Rollen und Bällen« (s. S. 87 ff) und im Kapitel »Übungen für das Kniegelenk« unter dem Abschnitt »Dehnung« (s. S. 103) Hilfe. Im Kapitel »Therapien« (s. S. 134) lesen Sie über moderne physiotherapeutische Entspannungsverfahren, wie wir sie in der Fuß-Schule München anwenden.

Gehen Sie jetzt mit Ihren Händen zu Ihrer Kniekehle. Sie spüren innen und außen

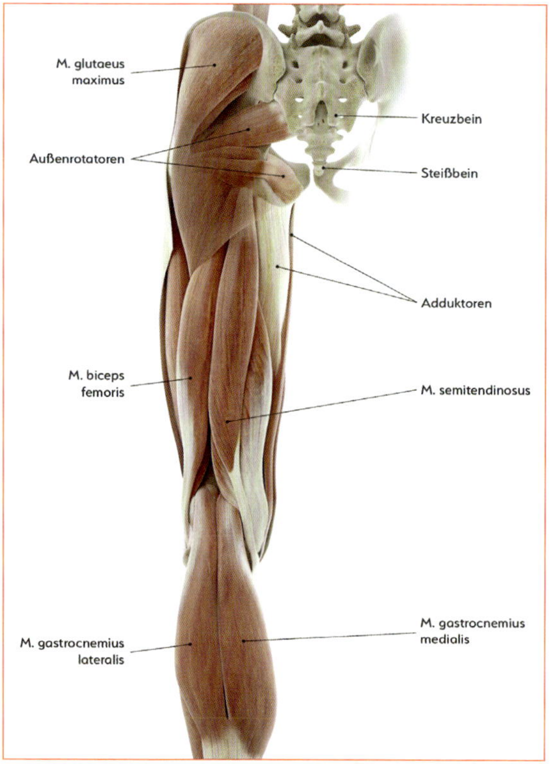

Der Blick auf das Bein von hinten

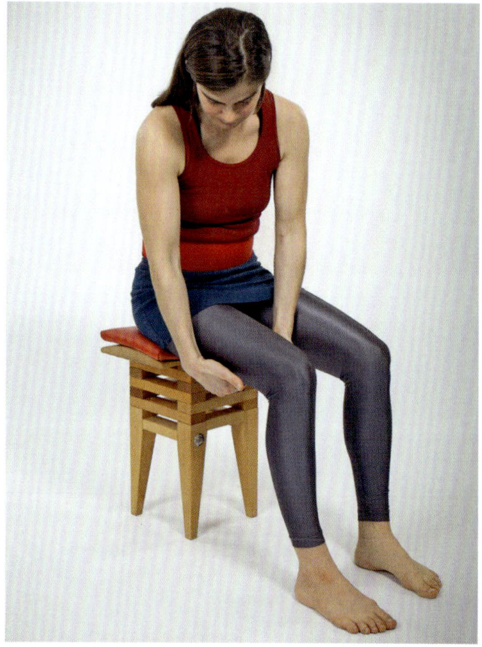

Das Bild zeigt das Ertasten und Prüfen der Muskelkonsistenz der Oberschenkelrückseite mit aufgestellten Fingern.

starke Sehnen, die mit der rückseitigen Oberschenkelmuskulatur verbunden sind. Sie begrenzen die Kniekehle. Tasten Sie diese Muskeln bis zu Ihrem Sitzbeinhöcker nach oben. Der Sitzbeinhöcker ist ein Teil des Hüftbeins, auf dem Sie sehr hart und knöchern sitzen.

Stellen Sie zum Erspüren der Muskulatur die Finger Ihrer Hand ein wenig senkrecht, um die tiefen Schichten der *ischiokuralen* (oder auch engl. *»hamstrings«*) *Muskulatur* zu untersuchen. Tasten Sie in drei Bahnen, außen, Mitte und innen. Sind Muskeln und Bindegewebe geschmeidig? Ist Schmerzfreiheit gegeben?

Machen Sie für die Bewegung der Muskeln und Sehnen der Rückseite folgende Versuche: Stehen Sie auf und gehen Sie ein paar Schritte. Legen Sie Ihre Hände auf die

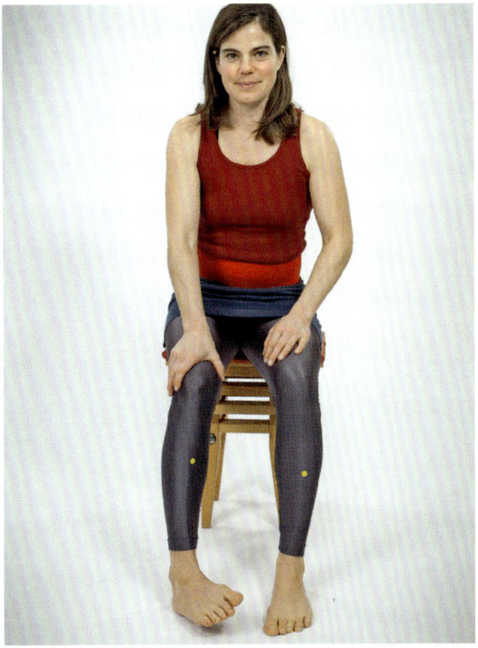

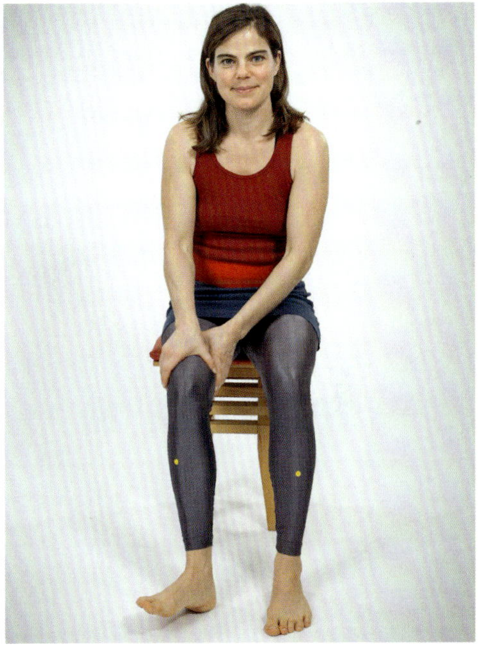

An den aufgeklebten Punkten sehen Sie die Drehung des Unterschenkels.

rückseitige Oberschenkelmuskulatur. Sie können, wie auf der Vorderseite des Oberschenkels, wieder den Spannungsaufbau der Muskulatur im Moment der Landung des Fußes auf dem Boden wahrnehmen. Bei der anschließenden Beugung des Knies auf der Spielbeinseite ist weniger Spannung zu spüren. Setzen Sie sich für einen zweiten Versuch zur ischiocuralen Muskulatur wieder auf einen Hocker oder Stuhl. Stellen Sie einen Fuß ein bisschen weiter entfernt auf den Boden. Heben Sie dort Ihren Vorderfuß bei gebeugtem Knie an. Die Ferse steht weiterhin auf dem Boden. Stabilisieren Sie mit Ihren Händen Ihr Knie. Es darf bei der folgenden Bewegung nicht nach innen oder außen kippen.

Drehen Sie jetzt Ihren Fuß und Unterschenkel nach links und rechts. Ihr Fuß zeigt Ihnen wie ein Zeiger die Richtung an. Die Drehung selbst erfolgt durch die Rotation des Unterschenkels in Ihrem Kniegelenk. Die äußeren und inneren Sehnen der Oberschenkelrückseite steuern durch

Verlängerung auf der einen Seite und Verkürzung auf der anderen Seite die Ausrichtung des Fußes mit dem Unterschenkel. Tasten Sie während des Drehens bitte beide Sehnen und spüren Sie der Verlängerung und Verkürzung nach.

Die Rotationsbewegung im Kniegelenk ist für die Stabilität des Knies wichtig. Bei Belastung in der Standbeinphase wird das Kniegelenk durch eine spiralige Verwindung des Beins stabilisiert.

Ich möchte Ihnen dieses Prinzip anhand eines ausgewrungenen Handtuchs verdeutlichen: Ein Handtuch gewinnt bei maximaler Verwindung Festigkeit und Steifigkeit. Lassen Sie nach, wird es flexibler. Nehmen Sie zur Veranschaulichung ein Handtuch zur Hand. Rollen Sie das Handtuch auf seiner langen Seite ein. Halten Sie das Handtuch neben Ihr gebeugtes Knie. Stehen Sie jetzt auf und wringen Sie dabei das Handtuch.

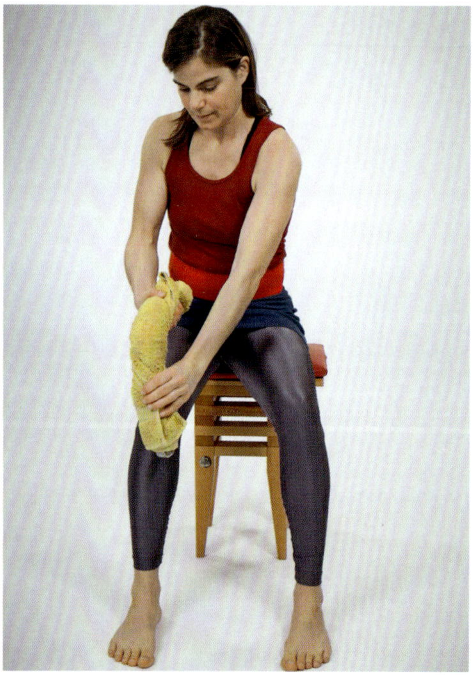

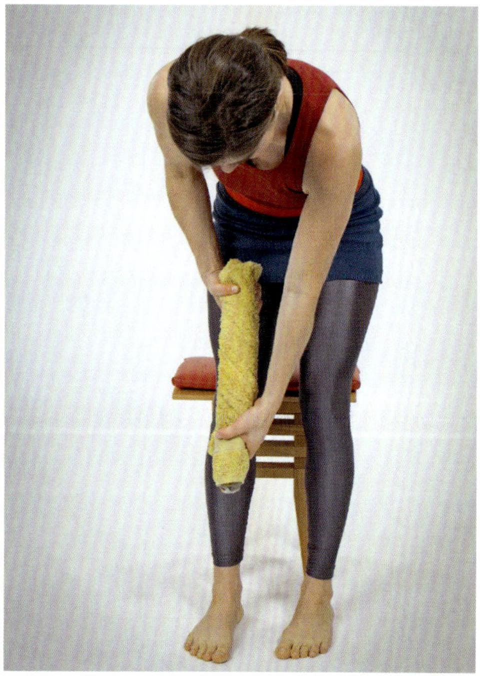

Bei diesem Versuch können Sie die spiralige Konstruktion Ihres Beins erspüren. Ihre Hände sind die zwei Pole oder Enden für die Bewegung der Verwindung.

DIE SPIRALIGE STRUKTUR DES BEINS

Die spiralige Verwindung des Beins ermöglicht dem Menschen die stabile Vorwärtsbewegung beim Gehen. Das Zusammenspiel von Fuß und Becken entscheidet dabei über die sinnvolle Ausrichtung der Knie. Sie ist wichtig für eine lebenslange Gesundheit der komplexen Strukturen des Gelenks.

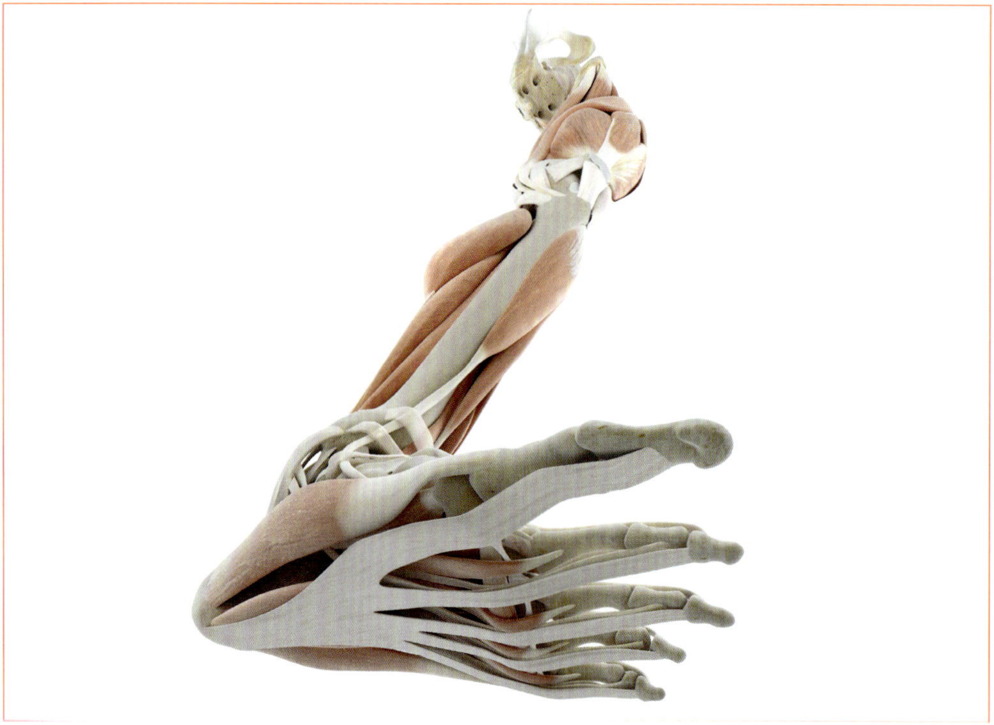

Auf diesem Bild können Sie die spiralige Struktur des Beins am Verlauf der Muskulatur erkennen.

Während des Gehens entsteht bei guter Balance über dem Standbein eine spiralige Verwindung zwischen Ober- und Unterschenkel. Dies sorgt in Ihrem Knie für Stabilität bei Belastung, ermöglicht aber auch Flexibilität bei der Entlastung in der Spielbeinphase. Die Stellung der Füße auf dem Boden und die Bewegung des Beckens im Hüftgelenk beeinflussen dabei die Ausrichtung und die spiralige Verwindung des Beins. Sie sind, wie bei dem Experiment mit dem Handtuch Ihre Hände, die ausgehenden Pole eines federnden Bogens. Alle Teile des Bogens sollten während des Vorwärtsgehens gerade nach vorn zeigen, da sowohl Ihre Füße als auch Ihre Knie eine Hebelfunktion erfüllen. Da Sie zwei Beine besitzen und kein Bein unter dem Lot Ihrer Körpermitte steht, ist dies biomechanisch keine einfache Aufgabe.

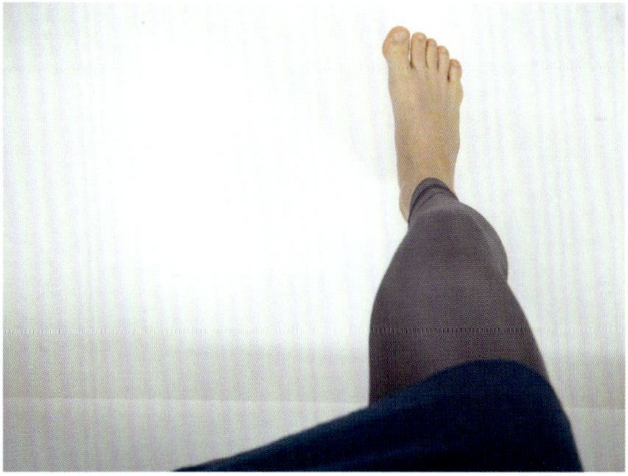

Im Bild sehen Sie aus der Perspektive unserer Augen das Absetzen eines Fußes auf dem Boden. Die Balance auf dem außerhalb des Lots unserer Körpermitte befindlichen Standbeins ist eine äußerst anspruchsvolle Aufgabe.

Damit Sie diese anspruchsvolle Thematik verstehen, die durch das Zusammentreffen der unterschiedlichen physikalischen Kräfte ausgelöst wird, werde ich Ihnen die Wirkung der Kräfte und wie die Evolution im Aufbau unseres Körpers Lösungen entwickelt hat, detailliert erklären. Ich werde von unten nach oben mit dem Fuß und seiner Verbindung zum Knie beginnen und dann den umgekehrten Weg von oben nach unten, vom Rumpf über den Oberschenkel zum Knie einschlagen. Zu guter Letzt werde ich die biomechanische Aufgabenstellung beim Gehen zusammenfassen.

Der flexible Fuß: Stabiler Hebel für das Kniegelenk

Die Kräfte, die bei der Landung des Fußes einwirken, sind extrem hoch. Sie betragen bei einer Gehgeschwindigkeit von 3 – 5 km/h das Mehrfache des eigenen Körpergewichtes. Vom Boden ausgehend entsteht bei jedem Schritt durch die Landung des Fußes eine Stoßwelle. Sie wird als Schwingung durch Ihren Körper vom Fuß über Ihr Knie bis zu Ihrer Schädeldecke übertragen. Der Fuß ist deshalb beweglich und flexibel sowie gleichzeitig als sich selbst stabilisierender Hebel für das Gehen konstruiert. In Gehrichtung sollte Ihr Fuß nach vorne zeigen. Ist das nicht der Fall, verliert der Fuß an Hebelwirkung. Dabei ist es bei der häufig zu beobachtenden Außendrehung des Fußes der Unterschenkel, der vom Knie ausgehend rotiert wird, oder das ganze Bein, das im Hüftgelenk nach außen rotiert wird.

Auf der Unterseite Ihres Fußes sorgt eine dicke Fettschicht für Dämpfung und Wärmeisolation. Der Fuß besitzt ein bewegliches Gewölbe, das aus 28 kleinen Knochen besteht, die durch 33 Gelenke verbunden

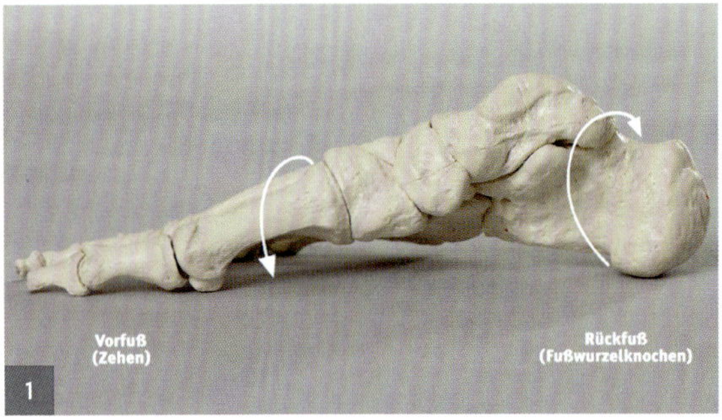

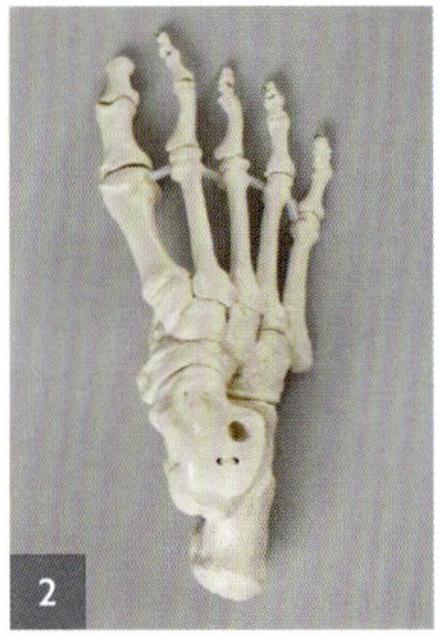

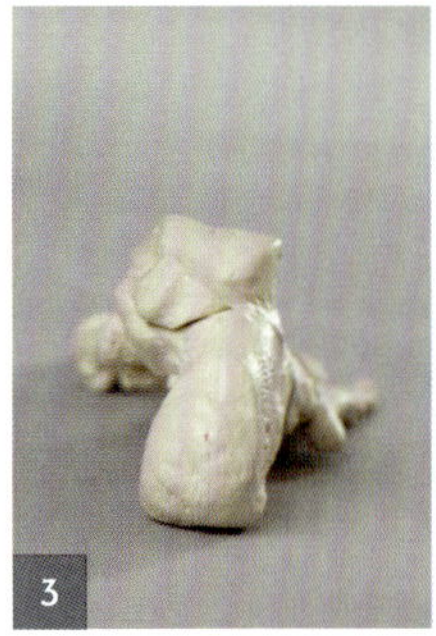

1 Sie sehen die Gewölbekonstruktion des Fußes durch die spiralige Verdrehung von Vorfuß und Rückfuß anhand der Pfeile.

2 und 3 Sie können die zentrale Rolle des gegen den Vorfuß aufgerichteten Fersenbeins für die Stabilität von Fuß und Knie erkennen. Die Lastverteilung sollte auf alle fünf Zehenstrahlen erfolgen.

sind. Durch die Vielzahl seiner Gelenke ist der Fuß elastisch und bei unebenen Böden anpassungsfähig. Die Knochen sind in einer dreidimensionalen spiraligen Drehung des Rückfußes mit der Ferse um 90 Grad in die Senkrechte im Vergleich zum waagerecht stehenden Vorfußballen angeordnet. Denken Sie auch hier wieder an das Handtuchexperiment. Durch diesen Trick der Evolution und die keilformigen Knochenstrukturen, die sich auf der Höhe Ihres Rists, dem höchsten Punkt des Fußgewölbes, befindet, gewinnt das Gewölbe bei Belastung seine Stabilität. Muskeln mit starken Sehnen, Bändern und Faszien geben elastischen Halt. Bei der stoßartigen Gewichtsaufnahme durch die Landung auf dem Boden gibt der Fuß ein wenig nach, wird größer und breiter. Der Druck wird durch das Bindegewebe (Sehnen, Bänder und Faszien) und die Muskeln in Zug umgewandelt.

Die Ferse dient dem Fuß als »Steuerruder« für die gleichmäßige Belastung auf alle fünf Mittel- und Vorfußstrahlen mit den Zehen. Die Ferse darf nicht nach innen oder außen drehen und kippen. Wackelt der Fuß, wird Ihr Knie verdreht, ungleichmäßig belastet und instabil.

Da der Fuß nicht unter der Mitte des Körperlots unseres aufgerichteten Körpers steht und wir einen rechten sowie einen linken Fuß besitzen, wandert die Belastung durch die Vorwärtsbewegung des Körpers über dem stehenden Fuß nach vorne in Richtung Großzehenballen. Es entsteht

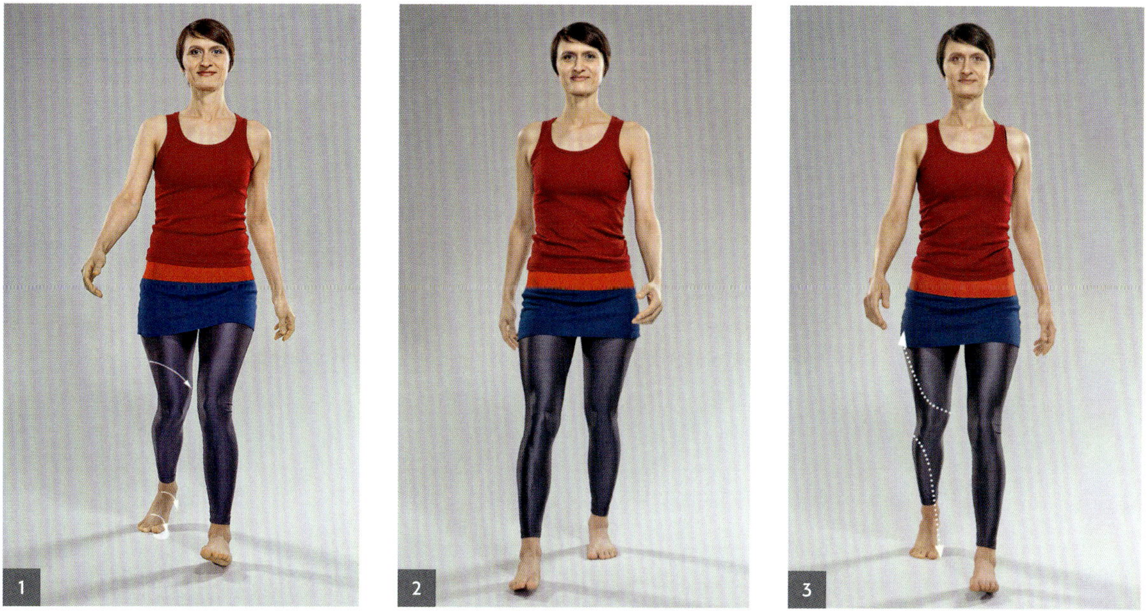

1 Sie sehen die Kippbewegung des Fußes nach innen mit gleichzeitiger Innendrehung des Knies.

2 und 3 Im zweiten und dritten Bild zeigen Fuß und Knie geradeaus.

eine Belastungskurve von hinten außen an der Ferse nach vorne innen, wie es der spiraligen Konstruktion des Fußes entspricht – Funktion und Form bedingen sich

Versuchen Sie jetzt nicht, beim Gehen Ihre Füße geradeaus zeigen zu lassen oder die spiralige Belastung des Fußes zu üben. Sollten Ihre Füße sich ungünstig verhalten, gibt es sicher einen Grund. Sie erfahren in den kommenden Kapiteln noch mehr über die Hintergründe der (Aus-)Richtung Ihrer beiden Füße.

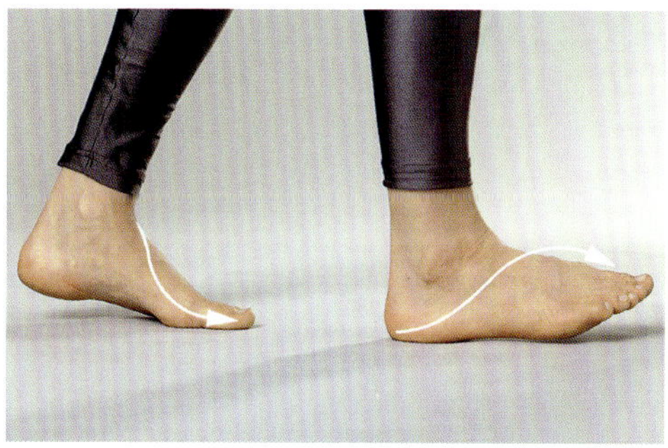

Die eingezeichneten Pfeile zeigen die Belastungskurven an den Füßen.

Das obere Sprunggelenk und der Unterschenkel

Lesen Sie nun etwas zur Verbindung des Fußes mit dem Knie, nämlich dem Unterschenkel. Er besteht aus dem Schienbein (*Tibia*) auf der Innenseite und dem Wadenbein (*Fibula*) auf der Außenseite. Dabei bildet das Schienbein die Unterseite des Kniegelenks. Beide Knochen verbinden sich mit dem Sprungbein (*Talus*), dem oberen Ende Ihres Fußes im oberen Sprunggelenk. Dieses scharnierartige, seitlich aber sehr bewegliche Gelenk zwischen Ihren beiden Fußknöcheln ermöglicht dem Fuß Kippbewegungen zur Anpassung an unebenen Boden. Ist der Boden schief, kommen Sie daher nicht als Ganzes aus dem Gleichgewicht.

Auf glatten, ebenen Böden sollte der Fuß trotz der großen Seitenbeweglichkeit des oberen Sprunggelenks allerdings nicht wackeln, da ansonsten auch Ihr Knie von den Kippbewegungen betroffen wäre.

Seine eigentliche Scharnierfunktion zwischen Fuß und Unterschenkel erfüllt das

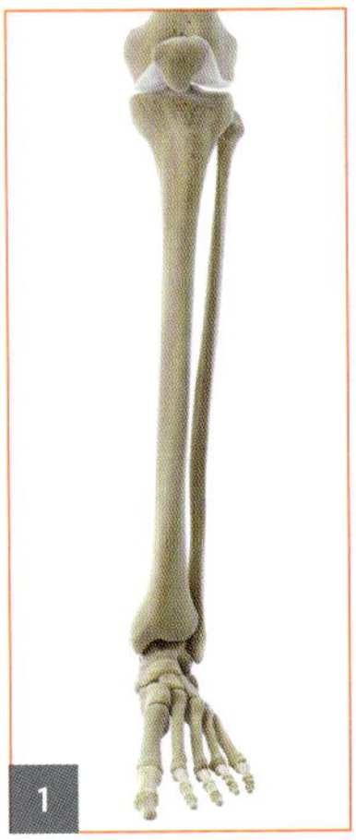
1

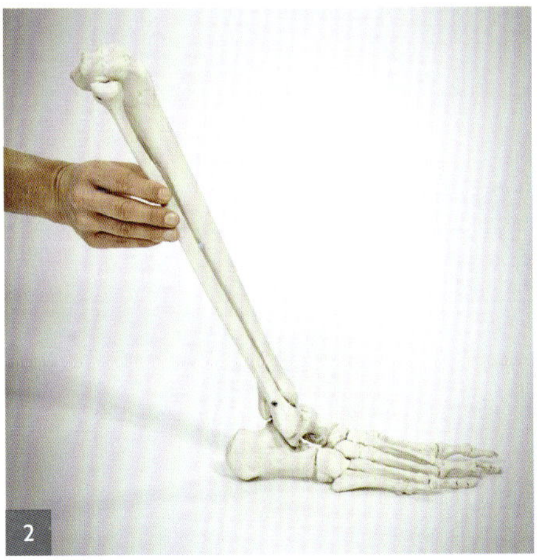
2

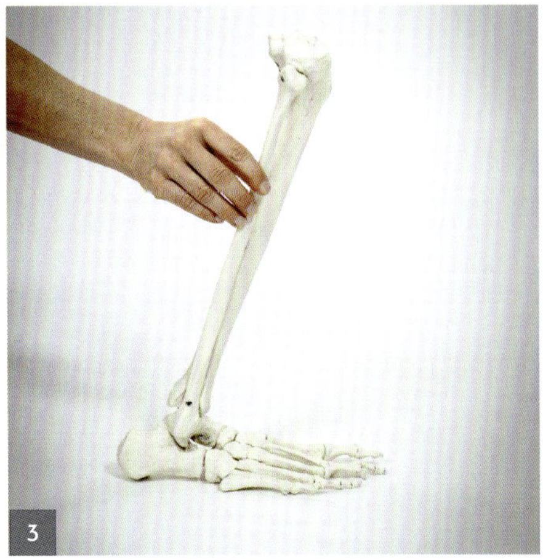
3

1 Im Bild sehen Sie das obere Sprunggelenk mit seinem Gelenkspalt und die Verbindung des Unterschenkels zum Knie.

2 und 3 In den zwei Bildern sehen Sie die scharnierartige Vorwärtsbewegung des Unterschenkels über dem Fuß des Standbeins.

Gelenk beim Gehen durch die Vorwärtsbewegung des Körpers über dem für einen kurzen Zeitpunkt auf dem Boden stehenden Fuß in der Standbeinphase. Der Fuß steht, während der Unterschenkel sich von hinten nach vorne bewegt. Durch die bereits erwähnte schraubende Bewegung im Fuß, entsteht auch im Unterschenkel durch die Vorwärtsbewegung des Körpers über dem außerhalb der Mitte des Körperlots stehenden Standbein ein Zug nach vorne innen.

Gleichzeitig wird die durch die Landung der Ferse am Boden ausgelöste Stoßwelle über die Knochen des Unterschenkels direkt auf Ihr Knie übertragen. Die Hauptbelastung trägt dabei das kräftige Schienbein. Da Ihr Unterschenkel aber aus zwei Knochen, Schien- und Wadenbein, besteht, wird Druckbelastung wieder in Zugbelastung und Schwingung umgesetzt.

Zwischen beiden Knochen gibt es in der Tiefe eine starke Bindegewebsverbindung, die *Membrana interossea*.

Sie können sich das Prinzip Ihres Unterschenkels ähnlich einer Stimmgabel vorstellen. Diese Funktion ist für die Dämpfung des Stoßes in Ihrem Kniegelenk sehr wichtig.

Testen Sie jetzt die Schwingungsfähigkeit des Unterschenkels: Klopfen Sie beide Unterschenkel mit Ihren Händen von vorne neben dem Schienbein hinauf und hinab. Ist das Gewebe weich und schwingungsfähig? Spüren Sie harte verspannte und schmerzende Stellen? Auch hier kann eine Eigenmassage mit Ihren Fingern oder eine Triggerpunktbehandlung, wie sie im Kapitel »Die Massage mit Rollen und Bällen« erklärt wird, helfen (s. S. 87 ff). In der Fuß-Schule München behandeln wir in diesem Fall mit Matrix-Rhythmus-Therapie®. Dazu lesen Sie Im Kapitel »Therapien« (s. S. 134).

Das Hüftgelenk und der Oberschenkel

Nach der Stoßbelastung von unten nach oben wende ich mich jetzt der entgegengesetzt von oben nach unten einwirkenden Belastung des Kniegelenks durch das Gewicht von Kopf, Armen, Rumpf und Oberschenkel zu. Auch hier erfolgt die Steuerung der Belastung des Knies am anderen Ende – nämlich im Hüftgelenk. Dieses Gelenk besteht in seinen knöchernen Anteilen aus dem Oberschenkelknochen (*Femur*) und dem Hüftbein (*Os coxae*, ein Teil des Beckens). Seine umgebenden Muskel- und Bindegewebsstrukturen sind sehr kräftig und werden von Oberschenkel-, Be-

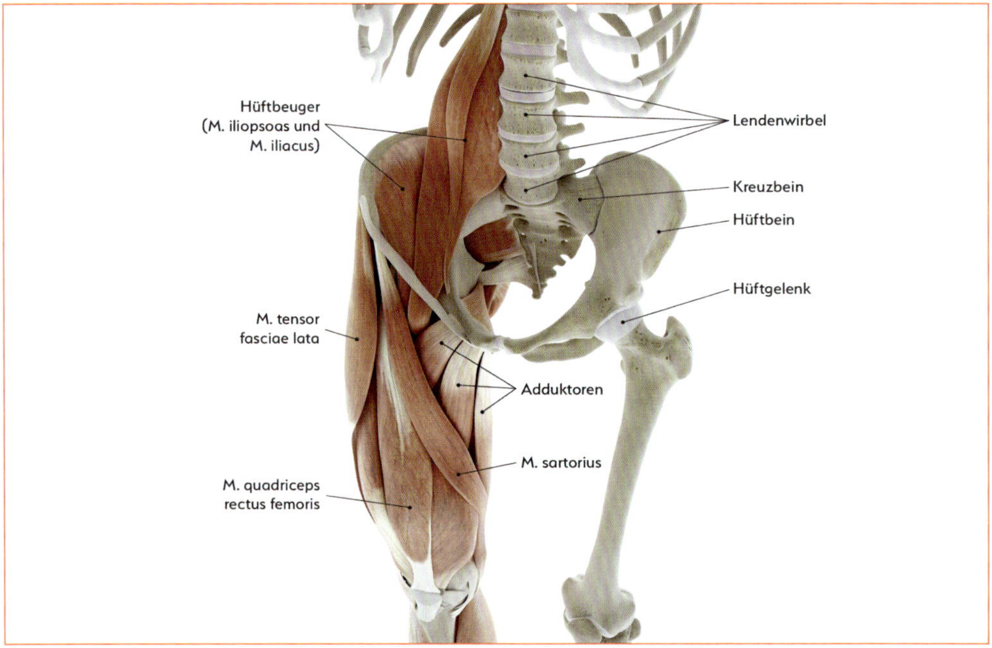

Im Bild sehen Sie auf der rechten Seite am linken Bein die knöchernen Gelenkpartner des Hüftgelenks.

cken- und Bauchmuskeln gebildet. Stellen Sie sich deshalb auch Bauch und Becken als Teil Ihres Beines vor. An der Außen- und an der Rückseite des Beckens befinden sich sehr kräftige Muskeln (*M. glutaeus maximus, medius* und *minimus*) zur Stabilisation Ihres Körpers in der Standbeinphase. Sie sind mit noch weiteren inneren Beckenmuskeln für das Gleichgewicht beim Gehen auf zwei Beinen und damit für eine gleichmäßige und ausgewogene Belastung Ihrer Kniegelenke verantwortlich.

Stellen Sie sich hin und gehen Sie ein paar Schritte. Legen Sie Ihre Hände auf den Po. Sie spüren die Anspannung der Muskulatur auf der Standbeinseite und die Entspannung auf der Spielbeinseite.

Die Muskeln (v. a. *M. iliopsoas*), die Ihr Bein und damit Ihr Knie in der Spielbeinphase nach vorne oben bewegen und die in der Standbeinphase ausreichend dehnbar sein sollten, reichen bis durch Ihren Bauchraum hindurch zur 12. Rippe und den Vorderseiten Ihrer Lendenwirbel.

DAS GEHEN AUF ZWEI BEINEN

Das Gehen auf zwei Beinen erscheint uns als Selbstverständlichkeit. Und doch benötigen wir nur für das Erlernen des Stehens neun bis zwölf Monate. Die Wahrung der Balance beim Gehen stellt aus biomechanischer Sicht ein noch größeres Problem dar. Jetzt erfahren Sie eines der Geheimnisse aus der Trickkiste der menschlichen Entwicklung.

Damit sich das Vorangegangene noch besser verstehen lässt, erkläre ich Ihnen das biomechanisch knifflige Problem des Gehens aus einer anderen Perspektive: Nachdem sich der Mensch durch die Streckfähigkeit des Hüftgelenks vom Vierfüßler aufgerichtet hatte, ergaben sich vielfältige Probleme. Beim Stehen auf zwei Beinen befindet sich der Schwerpunkt des Körpers in der Mitte zwischen beiden Füßen. Zum Gehen müssen Sie einen Fuß anheben. Sie stehen dann für einen kurzen Moment nur auf einem Bein. Das Zentrum der Balance bildet dabei der runde Kopf Ihres Hüftgelenks. Dies befindet sich aber nicht in der Mitte unter dem Körperlot. Nur etwa ein Drittel Ihres darüber gelegenen Körpers befinden sich über Ihrem Hüftgelenk. Deshalb können Sie beim Anheben eines Fußes leicht aus dem Gleichgewicht kommen.

Wie löst der Körper dieses Problem? Bei einer hohen Qualität des Gangs verwendet er einen einfachen Trick: Die landende Beckenseite mit dem sich streckenden Standbein dreht bei gleichzeitiger Streckung im Hüftgelenk zurück, die gegenüberliegende Beckenseite mit dem Spielbein dreht bei gleichzeitiger zunehmender Beugung von Hüft- und Kniegelenk nach vorn.

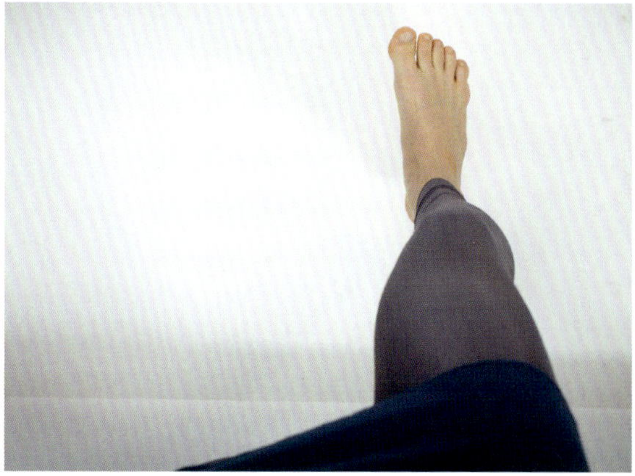

Der Blick auf das Problem mit dem Gleichgewicht von oben. Nur etwa ein Drittel des Körpers befindet sich über dem Standbein

Sie können sich die Bewegung Ihrer Beine als Pendelbewegung vorstellen. Ihr Becken dient als Drehverbindung zwischen beiden Pendeln. Sie kennen diese Bewegung auch von Ihren Armen. Das Armpendel entsteht durch die Drehbewegung des Brustkorbs. Die Drehbewegung des Brustkorbs und die Drehbewegung von Bauch und Becken laufen über Kreuz. Deshalb bezeichnen wir unseren menschlichen Gang auch als Kreuzgang, im Gegensatz zum Passgang, bei dem Arm und Bein der gleichen Seite gleichzeitig in eine Richtung schwingen.
Was bedeutet dies für den Fuß und das Knie? Der Körper schiebt beim Gehen trotz des einen stehen gebliebenen Fußes wei-

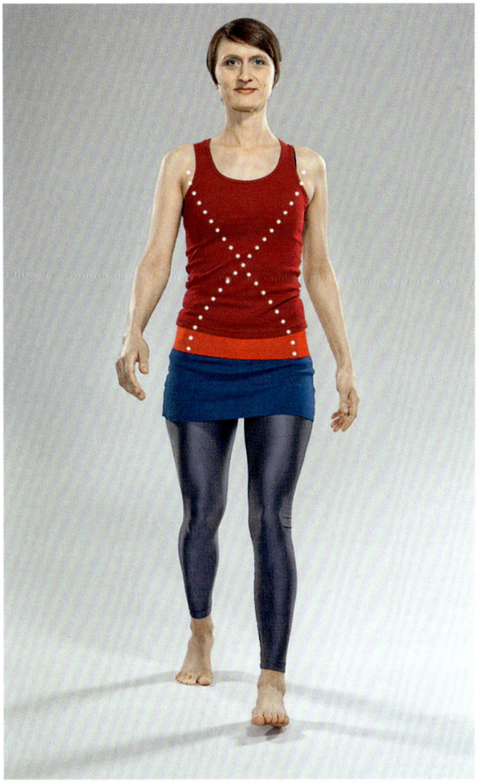

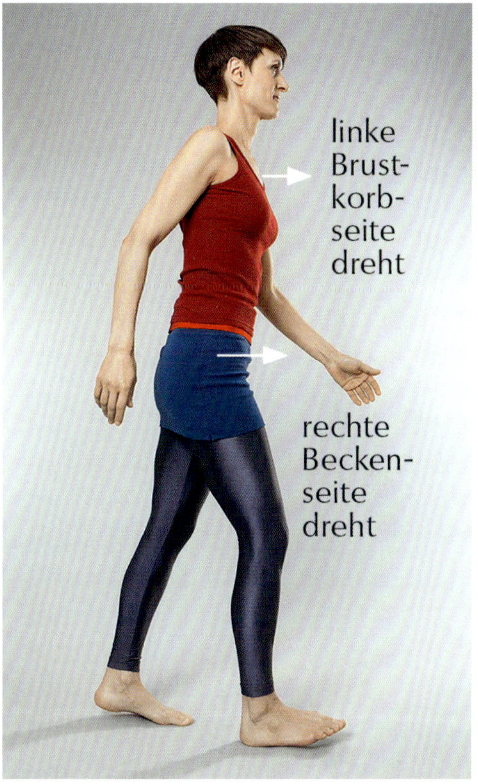

Im ersten Bild sehen Sie die Verwindung von Becken und Brustkorb anhand der diagonalen Linie. Im zweiten Bild zeigen die Pfeile die gegensinnigen Drehrichtungen von Becken und Brustkorb.

ter nach vorne. Sie würden mit dem Drehmoment, der durch die ungleich verteilte Last des Einbeinstands entsteht, nach vorne innen stürzen. Durch die Gegendrehung des Beckens nach hinten entsteht ein Drehmoment in die entgegengesetzte Richtung. Diese nach hinten drehende Bewegung Ihres Beckens wird über das Hüftgelenk auf den Oberschenkel und damit auf das Knie übertragen. Fuß und Unterschenkel möchten nach innen unten und vorne drehen. Becken und Oberschenkel drehen entgegengesetzt. Durch das Zusammentreffen der Stoßwelle von unten und dem Schwung des sich nach vorne bewegenden Körpers im Bindegewebe

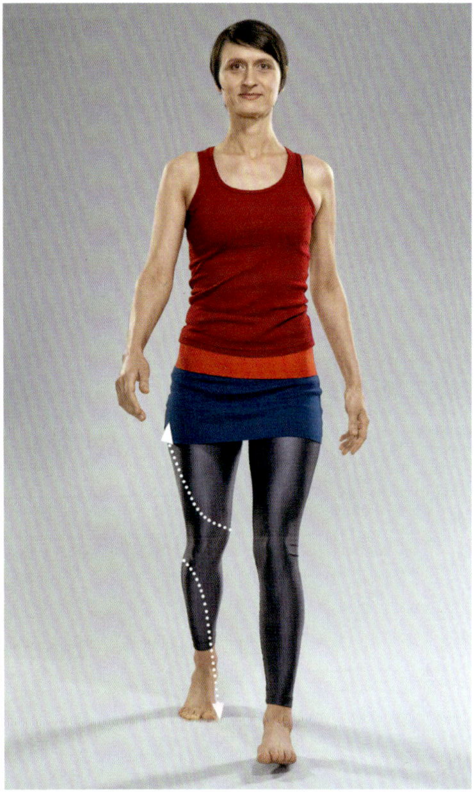

Sie sehen anhand der Pfeile die entgegengesetzt wirkenden Drehrichtungen von Unterschenkel und Fuß sowie Oberschenkel und Becken.

und Muskulatur des Beins entsteht eine spiralige Verwindung mit dem Zentrum im Knie. Das scharnierartige Kniegelenk zeigt in Gehrichtung, wenn sich die unterschiedlichen Kräfte ausgleichen. Dieser komplexe Vorgang ermöglicht die Gesunderhaltung der Strukturen Ihres Knies.

Gehen Sie aber bitte davon aus, dass es sich bei meiner Beschreibung um ein biomechanisches Ideal handelt. Im Laufe der Evolution und vor allem im Laufe unserer persönlichen Entwicklungsgeschichte vom Baby zum Erwachsenen hat sich unsere Körperstruktur durch den aufrechten Gang mehr oder weniger gut ausgebildet. Alle Menschen haben durch den Wachstumsprozess zwei unterschiedlich große Füße, verschieden lange Beine und einen Beckenschiefstand. Wir besitzen jedoch einen sehr toleranten Körper. Deshalb ist es uns durch Wissen und Verständnis, durch Wahrnehmung und Übung möglich, unsere Situation günstiger und sinnvoller zu gestalten. Jeder Schritt ist ein Spiel mit den beschriebenen physikalischen Kräften.

Das »Begreifen« der spiraligen Struktur des Beins

Damit Sie die vorhergehende Beschreibung im wahrsten Sinne des Wortes begreifen, setzen Sie sich jetzt bitte auf einen Stuhl und führen Sie einige Experimente mit Ihrem Bein aus. Fuß und Knie zeigen geradeaus. Die Beine stehen hüftbreit. Greifen Sie Ihren Unterschenkel und dre-

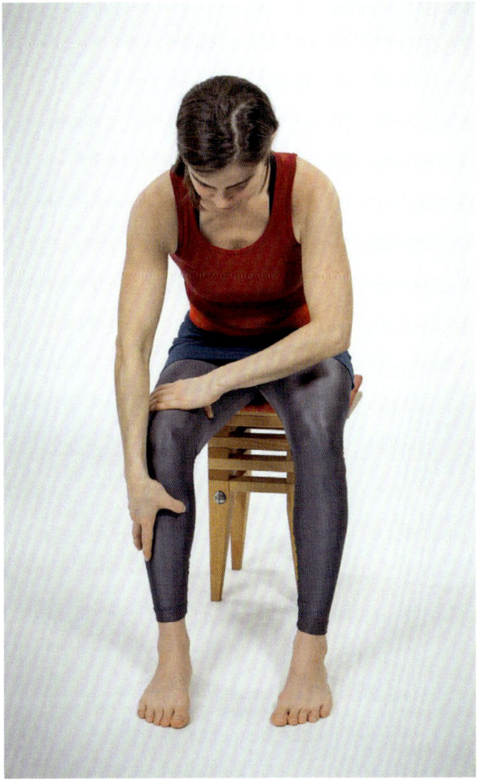

Im Bild dreht die linke Hand den Oberschenkel nach außen. Die rechte Hand dreht den Unterschenkel nach innen.

hen Sie Ihre Schienbeinkante in Richtung großer Zehe. Kippen Sie aber mit dem Oberschenkel und damit mit Ihrem Knie und Fuß nicht nach innen. Spüren Sie der Belastungskurve, die durch die Drehung des Unterschenkels ausgelöst wird, am Fuß nach. Können Sie den verstärkten Druck in Richtung Großzehenballen spüren? Fühlt sich die Drehung für Ihr Kniegelenk angenehm an? Drehen Sie jetzt den Oberschenkel mit der anderen Hand entgegengesetzt zur drehenden Hand an Ihrem Unterschenkel. Lassen Sie dabei den Fuß ohne Kippbewegung auf dem Boden stehen. Sie »begreifen« die Drehrichtungen von Unter- und Oberschenkel in Ihrem Kniegelenk.

Das Gehen mit dem Thera-Band

Diese Übung wird Ihnen die Drehrichtungen des Beins optisch deutlich vor Augen führen, gleichzeitig wird durch den Widerstand des Bands Ihre Wahrnehmung für die spiralige Verwindung geschult.
Setzen Sie sich für die Anlage des etwa zwei Meter langen Bandes bitte zuerst auf einen Stuhl. Falten Sie das Band an einem Ende und legen Sie es wie in den Fotos gezeigt um Ihren Fuß.
Anschließend ziehen Sie mit dem Band zur Außenseite des Knies, wickeln es einmal um das Bein herum und ziehen dann zur Außenseite Ihres Beckens. Jetzt einmal um Bauch und Becken und zur Befestigung einschlagen. Stehen Sie nun auf. Spannen

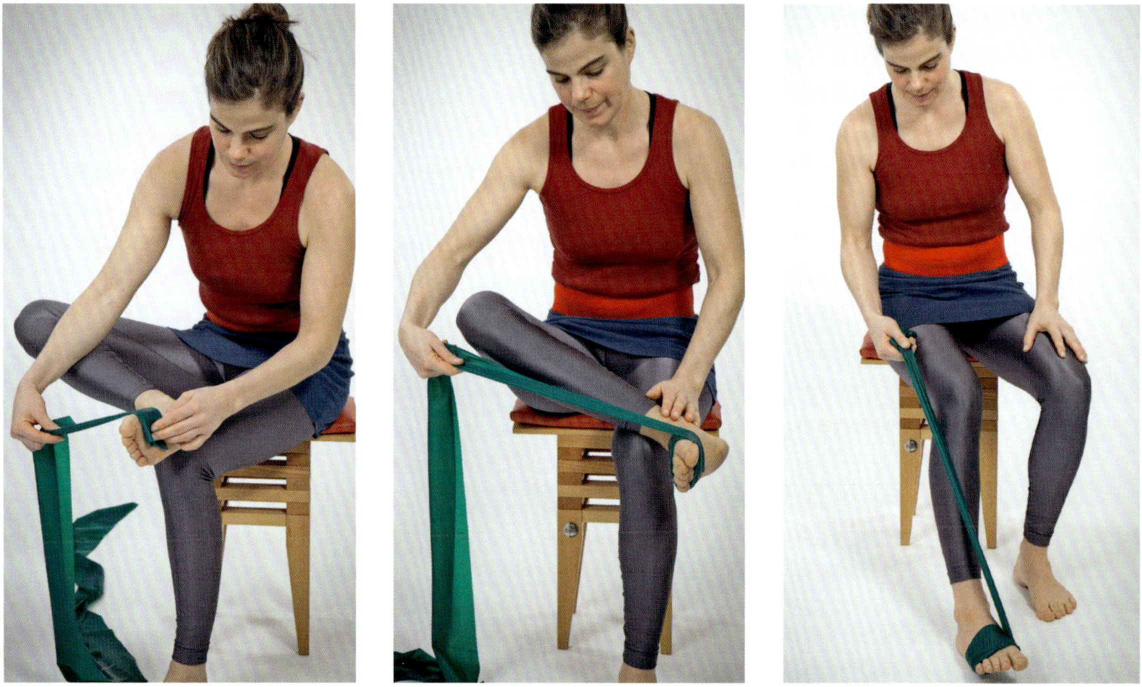

Achten Sie bei der Umwicklung des Fußes auf die Richtung. Das Thera-Band wird über den Großzehenballen zur Außenseite des Unterschenkels gezogen.

Sie das Band noch einmal am Unterschenkel nach. Sie sollten einen deutlichen Zug auf der Innenseite des Fußes an Ihrem Großzehenballen wahrnehmen.

Spüren Sie den Drehrichtungen von Unterschenkel und Oberschenkel, von Fuß und Becken im Stehen nach. Jetzt gehen Sie los! Das Band hilft Ihnen bei der spiraligen Bewegung Ihres Beins. Beim aufsetzenden Fuß können Sie gut den Widerstand nach innen und unten wahrnehmen. Gleichzeitig wird das Thera-Band am Becken des gleichen Beins in entgegengesetzter Richtung nach hinten und außen gespannt.

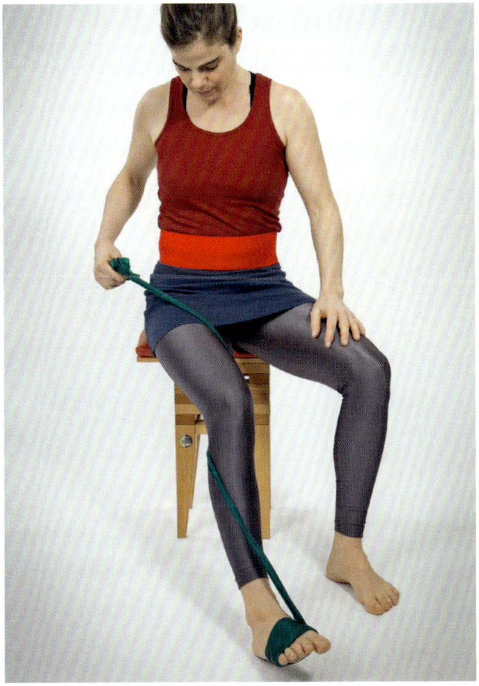 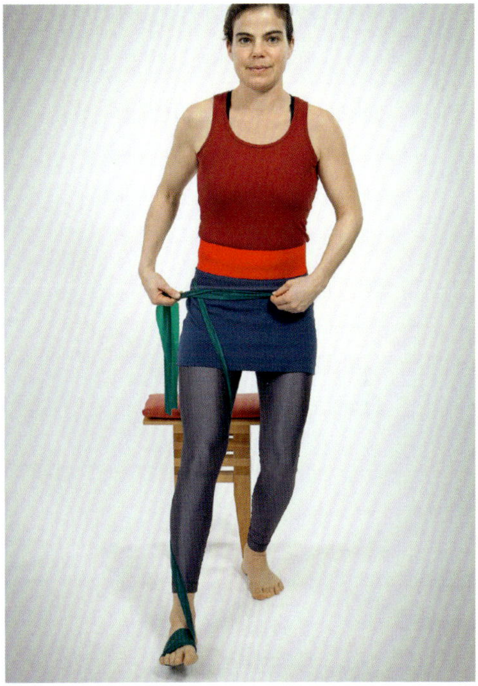

Im Bild sehen Sie die weitere Anlage von der Unterschenkelaußenseite über die Rückseite des Knies zur Außenseite des Oberschenkels und einmal um das Becken herum.

Form und Richtung von Knie und Beinen

Um Ihr Verständnis für das spiralig aufgebaute Bein zu vertiefen, werde ich Ihnen in diesem Kapitel weitere Anregungen und Beispiele für die Ausrichtung des Kniegelenks geben. Dabei machen uns alle ungünstigen Verdrehungen von Unterschenkel und Oberschenkel die Wichtigkeit des beschriebenen Prinzips besonders deutlich.

Das X-Bein

Ich schildere Ihnen jetzt die häufige Problematik der X-Beinstellung. Ich beginne dazu wieder an einem Endpunkt des federnden Bogens Ihres Beins, dem Becken. Sollte es beim Gehen im Moment der Landung Ihres vorderen Fußes auf dem Boden seit-

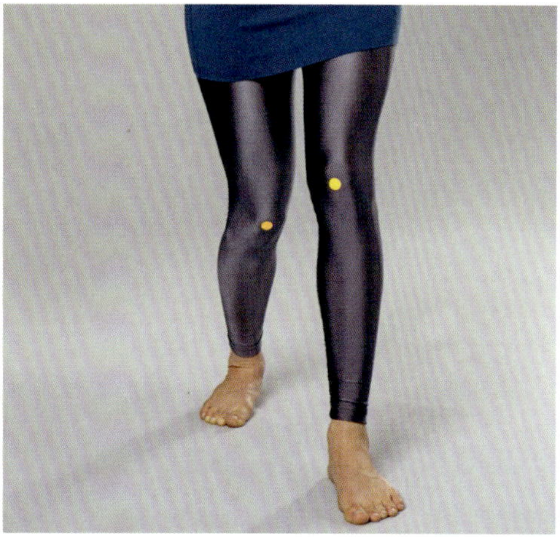

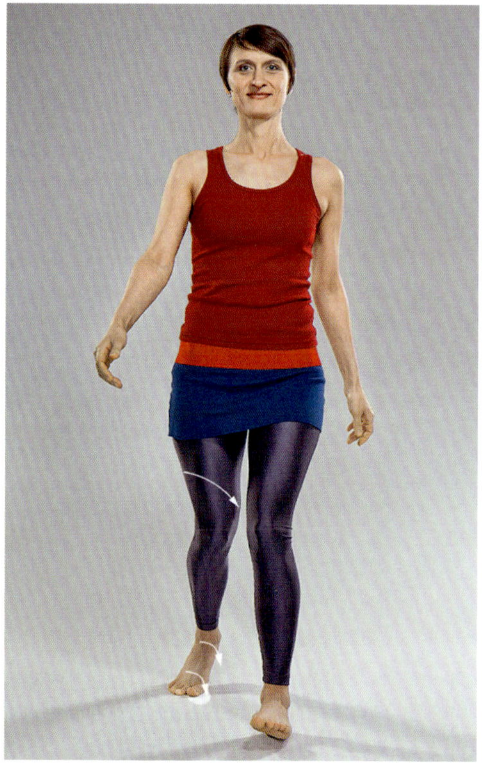

In den Bildern sehen Sie die ungünstige Verdrehung des Knies beim X-Bein.

lich ausweichen und nicht wie beschrieben nach hinten drehen, entsteht durch die Vorwärtsbewegung des Körpers eine Innendrehbewegung des Knies, da der Fuß als zweiter Endpunkt des Bogens Ihres Beins über dem Boden in der Standbeinphase für einen kurzen Moment fixiert ist. Sie erlaufen sich dadurch Schritt für Schritt ein X-Bein. Die Seitwärtsbewegung statt der erwünschten Drehpendelbewegung des Beckens kann sehr klein ausfallen. Sie hat trotzdem enorme Auswirkungen auf die Ausformung und die Stabilität Ihres ganzen Beins und besonders Ihrer Knie. Und natürlich sind auch Ihre Füße davon betroffen. Davon lesen Sie in meinem Buch »Gesunde Füße, Schritt für Schritt«. Sollten Sie gerne weite Strecken gehen und laufen oder Sportarten betreiben, bei denen dies nötig ist, wird die Instabilität des Beckens zu einer längerfristigen Veränderung der um das Knie gelegenen Muskulatur und des Bindegewebes führen und dadurch zu einer erhöhten und schnelleren Abnützung der Kniegelenke beitragen. Das Bindegewebe der Außenseite Ihres Oberschenkels (*Fascia lata* und *tractus iliotibialis*) wird verkürzt, die vorne innen gelegene Muskulatur, vor allem der muskuläre Hauptstabilisator des sich streckenden Kniegelenks, der *Vastus medialis* Ihres großen Streckmuskels, wird in der entscheidenden Phase der Streckung leicht gedehnt und dadurch geschwächt. Der äußere Wadenmuskelanteil wird sich zunehmend verspannen.

Je länger die ungünstige Körperkoordination anhält, desto mehr verändern sich die muskulären und bindegewebigen Zugverhältnisse in Ihrem Bein, mit allen negativen Folgen für Ihre Kniegelenke. Sie werden deshalb in den Übungsteilen dieses Buches genaue Anweisungen erhalten, wie Sie eine gute Balance über dem Bein erreichen und damit für eine Verbesserung der X-Beinstellung sorgen können. Die Massage der verkürzten Weichteile der Außenseite und der äußeren Rückseite wird hierfür ebenfalls eine wichtige Rolle spielen.

Das O-Bein

Stellen Sie beide Füße aneinander. Beide Innenknöchel berühren sich. Jetzt sollten auch die Innenseiten Ihrer beiden Knie Kontakt besitzen. Ist dies nicht der Fall, bezeichnet man dies als O-Bein. Das O-Bein entsteht durch einen verstärkten seitlichen Bogen der Unterschenkelknochen, Ihrem Schienbein (*Tibia*) und dem Wadenbein (*Fibula*). Leider hat dieser Bogen durch die unausgeglichenen Druck- und Zugverhältnisse im Kniegelenk – die Außenseite wird aufgezogen, die Innenseite kommt unter verstärkten Druck – langfristig oft sehr ungünstige Auswirkung auf die inneren Bestandteile Ihres Kniegelenks, den Knorpel der Gelenkflächen und der Menisci. Es ist im Gegensatz zu einem X-Bein nur sehr begrenzt möglich, die Stellung des O-Beins durch Übungen und Massage zu beeinflussen. Sie können die während des kindlichen Wachstums entstandene und dann im weiteren Leben sich verstärkende Biegung des Knochens nicht verändern. Es ist aber möglich, durch die koordinierte Bewegung des Körpers beim Gehen positiven Einfluss auf die Verteilung des Drucks im Knie zu nehmen. Häufig wird zur O-Beinstellung der ganze Körper schwankend über dem Standbein bewegt. Die fehlende gegensinnige Verdrehung von Becken und Brustkorb und die durch diesen Effekt entstehende Stabilisation des Körpers verstärkt im Laufe der Jahre die Biegung des Unterschenkels. Sie bekommen im Kapitel »Die Koordination Ihres Körpers beim Gehen« (s. S. 73 ff) genaue Anweisungen, wie Sie durch eine günstige Gegenschwingung des Oberkörpers und den dadurch ausgelösten Armpendel der Problematik des O-Beins entgegenwirken können.

Kultureller und gesellschaftlicher Einfluss auf die Kniestellung

Faszinierend ist die Abfolge von Stellreaktionen in unseren Gelenken bei unserer Anpassung an Umwelt und Sozialisation. Eine sinnvolle Biomechanik scheint nicht immer die wichtigste Priorität zu haben. Dazu noch einmal in einer kleinen Zusammenfassung zurück zur Problemstellung beim Gehen:
Da wir zwei Füße haben und sich unter der Körpermitte kein Fuß befindet, müssen wir den Körper über einem Fuß balancieren. Das Becken sollte dabei als Drehpendel Bremskräfte in Schwung für die andere Seite umwandeln. Der Oberkörper mit den Armen dreht entgegengesetzt. Durch die gegensinnige Verwindung des Rumpfs werden unser Körper und in der Folge auch unsere Knie stabil. Die Stoßwelle des abbremsenden Fußes läuft dabei in hoher Geschwindigkeit in Richtung Knie. Hier sollte eine Dämpfung durch die Umsetzung eines Teils des Stoßes in Vorwärtsbewegung erfolgen. Kann ein bei der Landung stark gestrecktes und hart gestelltes Knie diese Dämpfung und Modulation nicht leisten, wird sie oft in der nächsten weiter oben gelegenen gelenkigen Verbindung – dem Hüftgelenk – durch ein nach außen pendelndes Becken ersetzt. Der gesamte Fuß und das Kniegelenk verlieren dadurch wiederum ihre Ausrichtung in Gehrichtung. Das hin- und herpendelnde Becken führt zu hin- und herkippenden Füßen und Knien. Das ist häufiger bei Frauen der Fall und gilt leider als »sexy« Gang. Marilyn Monroe, als Darstellerin eines weiblichen Rollenklischees der Fünfziger- und angehenden Sechzigerjahreunseres letzten Jahrhunderts, hat dies in ihren Filmen besonders deutlich gemacht.
Außerdem zeigt bei einem solchen Gang der Fuß oft in Richtung der Seitwärtsbewegung, da unser Nervensystem versucht, trotz der Instabilität Stabilität herzustellen. Bewegt sich der Körper bei der Landung des Fußes nach außen, zeigen auch die Füße oft ein wenig oder auch deutlich nach außen.

Bei Männern schwingt oft der ganze Körper in einer Art Matrosengang über dem Fuß. Häufig sieht man dann auch bei ihnen, dass die Füße und Knie nach außen anstatt in Gehrichtung zeigen. Das Becken wirkt sehr steif und unbeweglich, weil der kräftigste Muskel des Menschen, unser Gesäßmuskel, bei ihnen sehr stark angespannt wird, um den schwankenden Körper bei der Landung des Fußes zu stabilisieren. Sie können durch diesen Effekt den Po oft nur noch bedingt locker lassen.

Dieser große Muskel und kleinere darunter gelegene Muskeln wirken als Außendreher für den Oberschenkel und damit für Bein und Fuß. Das Knie wird durch die Drehung des ganzen Beins aus der Gehrichtung nach außen über die Innenseite, über Innenmeniskus und Innenband, zu stark auseinandergezogen und kann so seine scharnierartige Funktion nur schlecht erfüllen. Wieder ist die verfrühte Schädigung der Kniegelenke die Folge, und doch können wir uns in unserer nach außen zur Schau gestellten geschlechtlichen Identität sehr wohlfühlen, wie es bei einem anderen alten Filmhelden, John Wayne, zum Ausdruck kommt. Überall, wo Männer sich als »richtige« Männer fühlen, sehen wir dieses Phänomen.

Übungen für ausbalancierte Kniegelenke im Alltag

Für das langfristige Erlernen einer ausbalancierten Belastung Ihrer Kniegelenke beginnen Sie vor der Übung des Gehens mit dem Stehen, der Schrittstellung und dem Einbeinstand. Diese Übungen sind leicht in Ihren Alltag zu integrieren. Machen Sie sich klar: Die Balance auf zwei Beinen und damit die ausbalancierte Belastung der Knie ist für niemanden eine Selbstverständlichkeit. Wir benötigen in unserer Entwicklung vom »Pflegefall« als Baby zum autonom handelnden und damit auf zwei Füßen stehenden und gehenden Menschen neun bis zwölf Monate, bis wir einen am Anfang noch wackeligen Stand erreichen. Kein anderes Landlebewesen benötigt eine derart lange Zeit, bis es genügend Balancefähigkeit allein für das Stehen entwickelt hat.

Der Stand

Das Stehen ist eine wunderbare Übung bei allen unverhofften Wartezeiten in Ihrem Alltag. Geht nichts voran, ist Zeit für die Eigenwahrnehmung. Das fällt uns in einem durchorganisierten Alltag sehr schwer, da wir meist ungeduldig werden.

Genießen Sie die Pausen beim Warten im öffentlichen Nahverkehr, bei der Post oder in der Schlange an der Kasse. Jetzt haben Sie Zeit für sich und den entspannten, gut ausgerichteten und ausbalancierten Stand.

Stellen Sie sich aufrecht hin. Wohin zeigen Ihre Füße? Stehen Sie in einer Linie mit Ihren Knien? Wohin zeigen Ihre Kniescheiben? Die Stellung zeigt das Verhältnis der Züge von Muskulatur und Bindegewebe um Ihr Knie an. Verteilen Sie Ihr Körpergewicht gleichmäßig auf beide Füße. Beide Füße und beide Knie zeigen geradeaus. Um dies zu bewerkstelligen, drehen Sie Ihre Oberschenkel ausgehend vom Hüftgelenk nach innen oder außen, je nachdem, wohin Ihre Knie zeigen. Sie können sich beim Üben zu Hause dazu zwei Klebepunkte auf die Mitte Ihrer Knie kleben, oder Sie malen sich mit einem Stift zwei »Knieaugen«. Achten Sie nach dem Drehen der Knie darauf, dass Ihre Füße exakt geradeaus zeigen. Sie können sich dafür eine Linie von Ihren Knieaugen zum Zwischenraum von erster und zweiter Zehe denken.

Sie werden bei einer Drehung der Knie nach außen bemerken, dass Ihre Ferse vor allem von der Mitte bis zum äußeren Rand belastet ist und auch der äußere Rand des

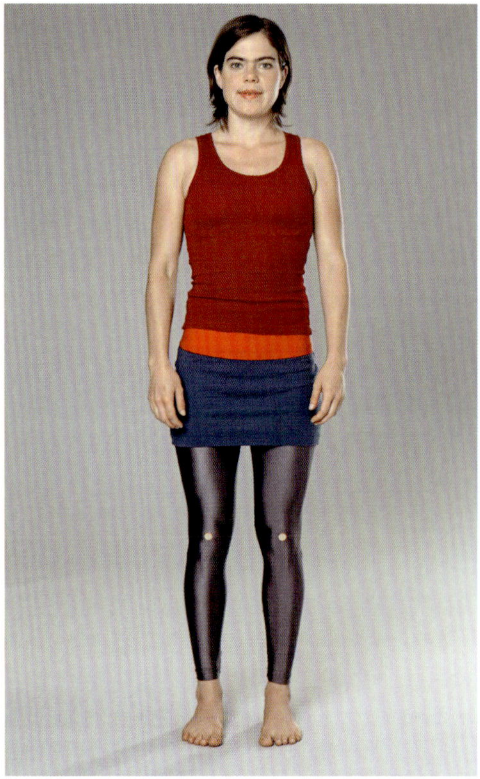

Im Bild sehen Sie die gerade Ausrichtung von Füßen und Knien bei hüftbreitem Stand.

Fußes mehr Druck als gewohnt erfährt. Der Druck erreicht auch Ihre kleine Zehe und den Kleinzehenballen. Bei einem Nach-innen-Drehen der Knie wird sich der Druck auf den Großzehenballen verstärken.

Drücken Sie dabei Ihre Knie nicht nach hinten durch. Ihre Knie sind gestreckt, sie besitzen aber ein kleines Spiel. Ihre große

Zehe mit dem Großzehenballen sollte trotz der Aufrichtung des Fußgewölbes durch die Aufrichtung der Ferse noch Bodenkontakt haben. Klein- und Großzehenballen und damit auch kleine und große Zehe sollen im Stand den gleichen Kontakt zum Boden entwickeln. Sie können dazu, neben der beschriebenen Drehung der Knie, die Fersen ein klein wenig nach innen oder außen schieben.
Sollten Sie bei der Bewerkstelligung dieser vielfältigen Anweisungen eine sehr hohe und unangenehme Spannung in Ihrem Bein und besonders in Ihrem Kniegelenk verspüren, lassen Sie etwas lockerer. Alle Bindegewebs- und Muskelzüge haben sich im Laufe der Zeit an die vielleicht ungünstige Stellung der Ober- und Unterschenkel angepasst. Sie spüren deshalb die große Spannung bei der »richtigen« Ausrichtung in Ihren Weichteilen. Es benötigt Zeit, um für eine Veränderung im Gewebe zu sorgen. Üben Sie sanft, machen Sie sich auf den Weg.

Nach der genauen Ausrichtung der Knie stellen Sie jetzt Ihr Becken in die Waagrechte. Bei einem Hohlkreuz lassen Sie das Gewicht Ihres Pos nach hinten unten in Richtung Fersen sinken. Der Bauch gewinnt dadurch eine vorteilhafte Spannung. Sie sollten aber weiterhin eine gute Bauchatmung wahrnehmen. Ist Ihr Becken aufgerichtet, gilt es nichts zu tun – Herzlichen Glückwunsch!
Ist Ihr Becken nach vorne geschoben, holen Sie es im Vergleich zum Brustkorb zurück. Ist Ihr Becken jetzt im Lot, nehmen Sie die Gewichtsverteilung auf Ihrer Fußsohle wahr. Der Druck sollte zwischen Fersen und Vorfuß exakt gleich zu spüren sein. Alle Zehen liegen in der Länge auf dem Boden. Sollten Sie durch die veränderte Beckenstellung zu viel Druck auf der Ferse wahrnehmen, bewegen Sie sich mit Ihrem Brustkorb ein klein wenig nach vorne. Der Nacken ist angenehm gestreckt. Bewegen Sie dafür den Kopf in eine günstige Stellung. Drücken Sie aber nicht, wie es leider manchmal angewiesen wird, irgendwelche Bücher auf dem Kopf nach oben. Dadurch wird oft der Spannungszustand der Nackenmuskulatur erhöht. Die gute Balance im Stand ist die Suche nach der inneren Entspannung. Stehen Sie im Lot, gibt es wenig zu tun.

In den folgenden Bildern sehen Sie verschiedene Möglichkeiten des Stands. Durch eine wenig lotgerechte Position wird die vorder- oder rückseitige Muskulatur der Oberschenkel ungleichmäßig trainiert.

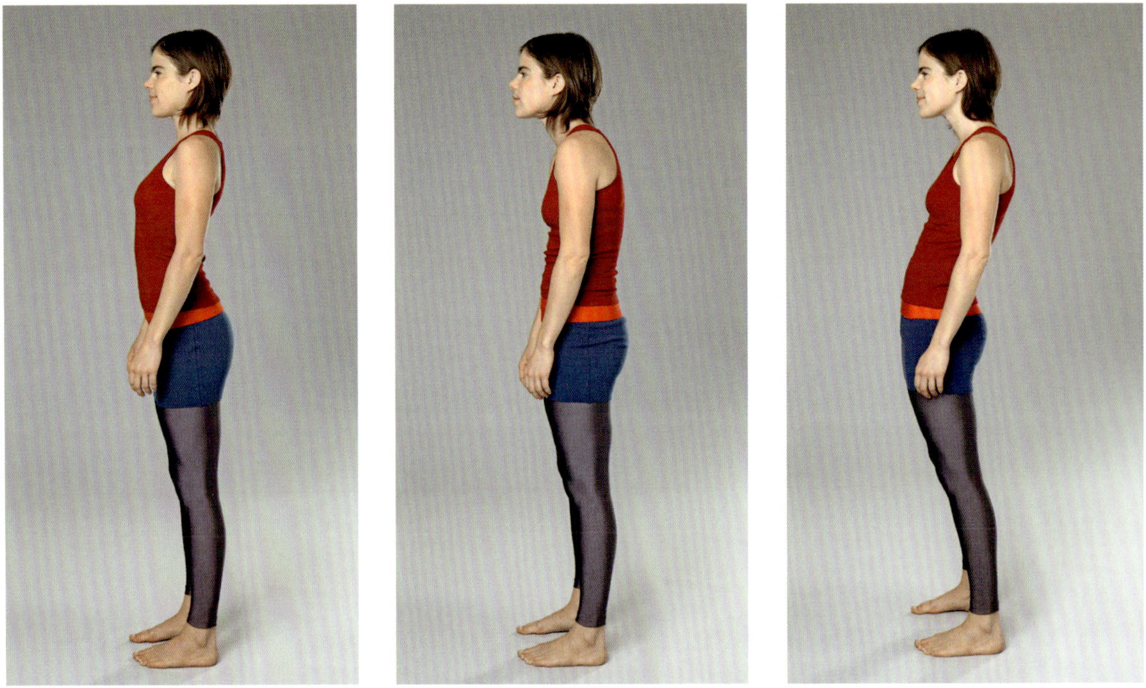

**Das erste Bild zeigt eine starke Hohlkreuzhaltung mit durchgedrücktem Knie
Im zweiten Bild sehen Sie einen aus dem Körperlot nach vorn geschobenen Kopf mit einer verstärkten Rundung der Brustwirbelsäule, im dritten Bild ein nach vorn geschobenes Becken. In allen Fällen stehen Becken, Brustkorb und Kopf ungünstig übereinander.**

Bei Verstärkung der Haltungen über viele Jahrzehnte ist das Kniegelenk einer der Leidtragenden.

Beobachten Sie während der Übungen auch Ihre Gedanken. Können Sie bei der Wahrnehmung Ihrer Füße und Knie der Aufrichtung Ihres Körpers, bei einem ruhigen und entspannten Atem bleiben? Können Sie Wartezeiten für Entschleunigung und Regeneration nutzen? Oder sind Sie in Ihren Gedanken und Emotionen mit Dingen beschäftigt, die nicht in Ihrer Hand liegen und zu keiner Veränderung der Situation führen?

Die Schrittstellung

Gehen Sie in Schrittstellung, indem Sie ein Bein in einem kleinen Schritt nach hinten

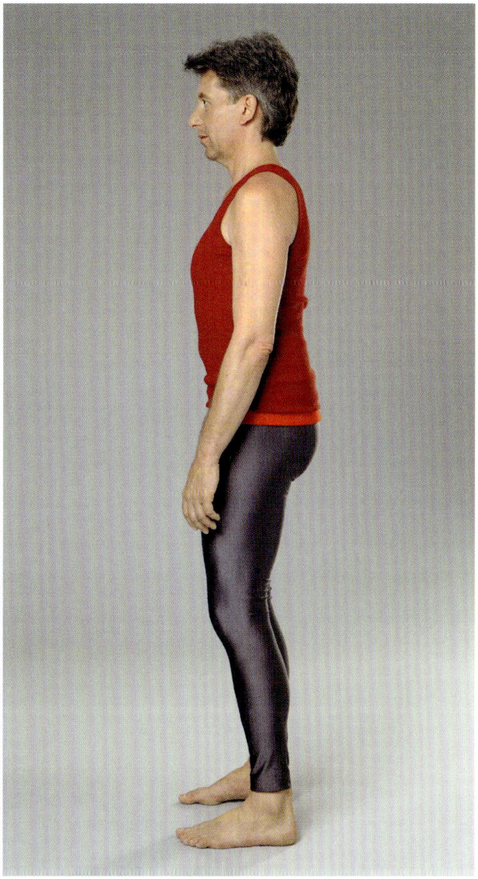

Hier sehen Sie eine günstige Haltung im Lot.

abstellen. Ihr vorderes Bein wird im Knie leicht gebeugt, das hintere Bein ist gestreckt. Wohin zeigen Ihre Füße? Wohin zeigen Ihre Knie?
Beide Füße und Knie sollten geradeaus zeigen. Vor allem am hinteren Fuß und beim hinteren Knie ist das am Anfang nicht ganz leicht und fordert ein gutes Gleichgewicht. Achten Sie auf eine hüftbreite Stellung Ihrer Füße und Knie. Ihr Bauchnabel befindet sich exakt in der Mitte zwischen beiden Beinen. Strecken Sie Ihre Kniekehle des hinteren Beins und verankern Sie Ihre Ferse nach hinten außen. Dann beugen Sie das Knie ein winziges bisschen und strecken es wieder. Sie können diese Bewegung mehrmals wiederholen. Achten Sie auf die ausgewogene Balance der Belastung Ihrer Füße zwischen Ferse, kleiner Zehe mit Kleinzehenballen und großer Zehe mit Großzehenballen.

Jetzt bleiben Sie mit dem hinteren Bein in der Streckung. Ihre Knie zeigen geradeaus. Rollen Sie Ihr Becken nach vorn oben in Richtung Bauchnabel. Nun sollte eine Dehnung auf der Vorderseite der Leiste und des Oberschenkels im gestreckten Bein entstehen, ohne dass Sie die Streckung von Kniekehle, Waden und Achillessehne verlieren. Steigern Sie Schritt für Schritt die Aufgabe für Ihre Balance und die Dehnung des Beins durch die Vergrößerung der Schrittstellung. Achten Sie weiterhin auf eine exakte Ausrichtung von Fuß, Knie und Becken. Verbinden Sie die Streckung des Beins vor allem mit dem

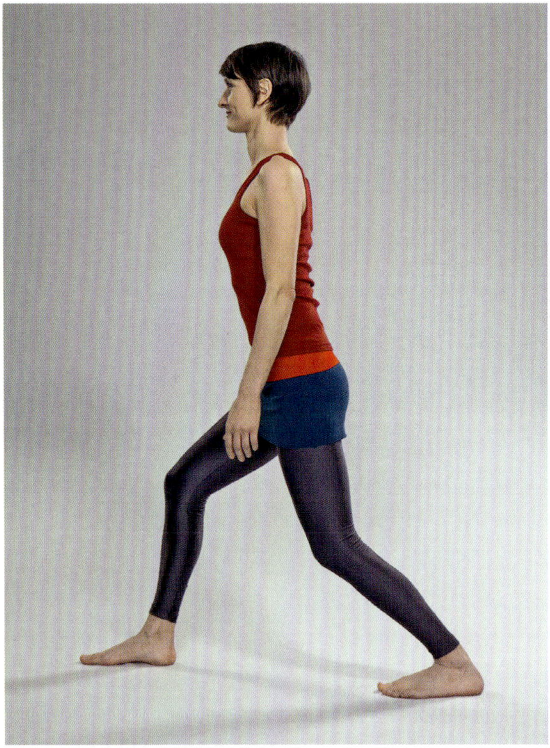
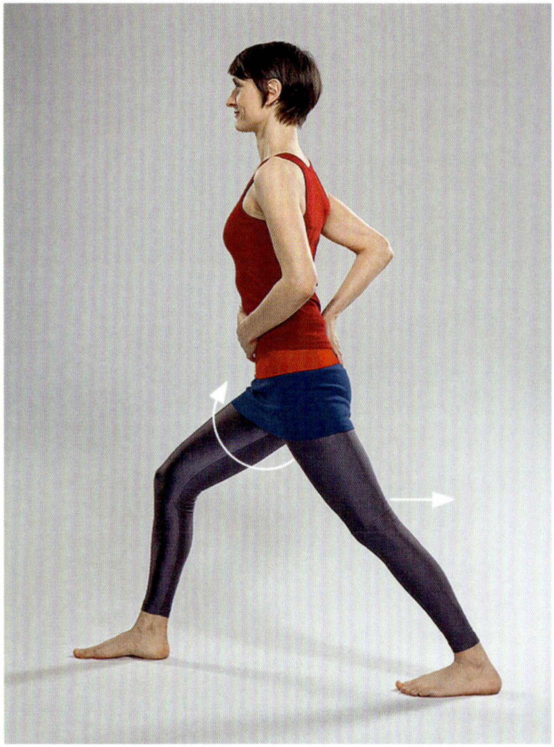

Im ersten Bild sehen Sie die Ausgangsposition in der Schrittstellung. Im zweiten Bild wird anhand der Pfeile das gewünschte Ergebnis sichtbar: die Dehnung des hinteren Beins im Knie- und Hüftgelenk auf Vorder- und Rückseite durch die Streckung des Beins und die Aufrichtung des Beckens.

Kontakt der Außenseite des Fußes und der Aufrichtung der Ferse.

Der Einbeinstand

Beim Gehen wechseln Stand- und Spielbein sehr schnell. Deshalb ist der Einbeinstand eine Herausforderung für die Kraft der stabilisierenden Muskulatur und gleichzeitiges Training der Balance. Er wirkt kräftigend für das ganze Bein und für die an den Außenseiten des Beckens gelegene Haltemuskulatur des Hüftgelenks. Sollten Sie dort Anstrengung spüren, sind Sie erfolgreich bei der Ausführung der Übung. Stehen Sie bei Schmerzen aber nicht zu lange.

Lassen Sie wieder den Fuß und das Knie der Standbeinseite geradeaus zeigen. Heben Sie ein Bein mitsamt Fuß und halten Sie es vor sich in der Luft, als ob Sie einen Schritt eine Treppe hinauf machen wollten. Das Becken stellt sich in einen funktionellen Schiefstand: Auf der Spielbeinseite ist das Becken angehoben und steht dadurch höher als auf der Standbeinseite. Spannen Sie den Bauch in einer kleinen Einrollbewegung des Beckens ein klein wenig an. Der Bauchnabel zieht ein wenig nach innen. Halten Sie den Atem nicht an und versuchen Sie, die Atembewegung auch in Ihrem Bauch wahrzunehmen.

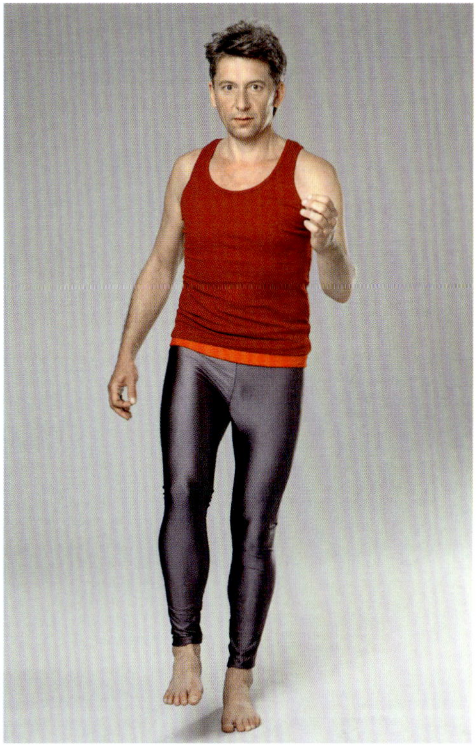

Im Bild sehen Sie den Einbeinstand mit einer günstigen Spurbreite, einer gute Ausrichtung beider Knie und den funktionellen Beckenschiefstand am Verlauf des roten Gürtels.

Ich möchte Ihre Aufmerksamkeit bei der Ausführung des Einbeinstands auch auf das Spielbein und damit auf die Drehrichtungen von Ober- und Unterschenkel und die Ausrichtung von Knie und Fuß lenken. Beobachten Sie bei gebeugtem Kniegelenk, wohin Ihr Unterschenkel und der Fuß zeigen. Ihre vom Nervensystem gesteuerte Muskulatur reagiert mit Gewohnheitsmustern. Sollten Sie mit nach außen gedrehten Füßen durchs Leben gehen, wird sich dies auch im Einbeinstand am angehobenen Spielbein zeigen. Oft ist das Knie durch die ungünstige Verdrehung des Oberschenkels im Hüftgelenk zur Mitte zwischen beiden Knien gezogen, der Fuß dreht mit dem Unterschenkel dagegen nach außen. Die bereits beschriebene X-Beinstellung zeigt sich. Drehen Sie in diesem Fall den Unterschenkel im Kniegelenk, bis der gehobene Fuß und Ihr Knie geradeaus zeigen. Bewegen Sie den Oberschenkel nach außen, bis der Abstand zwischen beiden Knien mindestens die Breite eines Ihrer Füße beträgt. So groß sollte die »Spurbreite« auch beim Gehen sein. Wiederholen Sie den Einbeinstand in kurzen Abständen einige Male und integrieren Sie Ihn bei kleinen Stehpausen in Ihren Alltag.

Die Beobachtung der Knie in den unterschiedlichen Schrittphasen

Nachdem Sie die ausbalancierte Belastung Ihrer Knie im Stehen, in der Schrittstellung und im Einbeinstand einfach üben konnten, beobachten Sie jetzt bitte Ihren Körper und besonders Ihre Knie in den unterschiedlichen Schrittphasen des Gehens.

An der Fußsohle und auch in Ihrem Kniegelenk entsteht durch den Widerstand des Bodens und durch die Gewichtsbelastung des Körpers ein Abdruck der gesamten Körperkoordination. Für die Wahrnehmung des Bewegungsablaufs ist Ihr Fuß hilfreich, da er Ihrem Gehirn während des Gehens durch die vielen Druckrezeptoren der Fußsohle eine Rückmeldung zu Stabilität und Balance gibt. Ihr Knie ist das Gelenk, das die durch die Landung des Fußes auf dem Boden ausgelöste Stoßwelle modulieren und in Aufrichtung und Vorwärtsbewegung des Körpers umsetzen kann. Dies ist von Ihnen als Federbereitschaft und Schwingungsfähigkeit gut wahrnehmbar.

Für eine optische Kontrolle der Richtung der Knie in jeder Schrittphase können Sie einen großen Spiegel benutzen oder Sie lassen von einer anderen Person einen kleinen Film aufnehmen. Gehen Sie dazu geradeaus auf die Person oder den Spiegel zu. Malen oder kleben Sie sich einen Punkt auf die ungefähre Mitte Ihrer Knie. Sie besitzen dann »Knieaugen«. Beobachten Sie nun die Bewegung Ihrer Knieaugen während des gesamten Bewegungsablaufs beim Gehen. Zeigen sie in jeder Phase nach vorn? Nehmen Sie außerdem die Druckbelastung an Ihrer Fußsohle wahr. Steht Ihr Fuß und besonders Ihre Ferse in jedem Augenblick stabil? Ist Ihr Bein und damit Ihr Kniegelenk federbereit? Zu Beginn ist die genaue Wahrnehmung aufgrund der schnellen Bewegungsabfolge beim Gehen nicht ganz einfach. Deshalb ist es günstig, das Gehen bei der Beobachtung in verschiedene Phasen aufzuteilen. Auch der Vergleich beider Beine und Kniegelenke kann dabei sehr aufschlussreich sein. Seien Sie aber nicht verzweifelt, falls Sie feststellen, dass Ihre Knie nicht in allen Gehphasen geradeaus zeigen. Sie werden dieses Problem durch

Wahrnehmung, Übung und Integration von Übungen in den Alltag in den Griff bekommen.

Wir unterscheiden folgende Phasen:

1. DAS AUFKOMMEN – erster Kontakt der Ferse zum Boden.
2. DIE BELASTUNG – Ihr Körper, mit dem Becken als Zentrum, bewegt sich über den ganz aufsetzenden Fuß.
3. DIE VORSPANNUNG – Ihr Becken hat den Fuß überholt, die Ferse des hinteren Beins steht noch auf dem Boden.
4. DER ABDRUCK – die Ferse des hinteren Beins ist angehoben und der Vorfuß belastet. Der Fuß löst sich vom Boden.
5. DER FLUG – das Knie erreicht den höchsten Punkt. Das Knie des Schwungbeins sollte, wie das stehende Bein, in Gehrichtung zeigen.

Los geht`s – nicht anhalten! Die Beobachtung der einzelnen Schrittphasen bedeutet nicht, immer wieder stehen zu bleiben. Sie können langsam gehen. Das heißt für Sie, sich im Bewegungsablauf kurz auf die sich stetig wiederholende kurze Phase zu konzentrieren. Es ist wie ein wiederkehrender Takt bei einem Lied.

Die Koordination Ihres Körpers beim Gehen

Nach der Beobachtung Ihrer Knie in den unterschiedlichen Schrittphasen bekommen Sie jetzt genaue Anweisungen für die Koordination Ihres Körpers beim Gehen. Sie erlernen dadurch, die Belastung Ihrer Knie beim Gehen ein Leben lang ausgewogen zu gestalten. Sie werden merken, dass Ihnen einiges von Aufbau, Funktion und Bewegung bereits aus den vorhergehenden Kapiteln bekannt ist. Manche Beschreibungen und Übungen werden eine Wiederholung sein.
Ich beschreibe den sinnvollen und günstigen Bewegungsablauf für Ihr Kniegelenk Phase für Phase.
Im Anschluss an die theoretischen Beschreibungen werden Sie praktische Übungsaufträge erhalten. Versuchen Sie, sich für die Auseinandersetzung und die folgenden Anweisungen und Übungen Zeit zu nehmen. Machen Sie nach der Beschreibung einen kleinen Spaziergang im Freien und versuchen Sie, sich in Stille und Konzentration an die Übungen zu erinnern. Diese Integration in den Alltag ist Ihr entscheidender Schritt. Sie üben nicht um des Übens willen.

Die Kunst des Gehens ist in erster Linie die Suche nach Leichtigkeit durch Rhythmus und Schwingung. Da unser Nervensystem mit erlernten Bewegungsautomatismen arbeitet, ist es wichtig, beim Gehen, im Gegensatz zum Üben, nicht zu aktiv einzugreifen. Sie fühlen sich ansonsten schwer, angestrengt und lustlos und am Ende haben Sie das Gefühl, nicht mehr »richtig« gehen zu können. Die Muskulatur verspannt beim Gedanken an das »Richtigmachen«. Sie verlieren Ihre Schwingungsfähigkeit. Die Erinnerung an das Erlebte, an die Erfahrung, die Sie beim Üben gesammelt haben, das Nachspüren ist ausreichend.

Die Veränderung Ihres Gangs ist ein lebenslanger Prozess. Er gelingt nur mit Freude und Spaß, den hervorstechenden Eigenschaften bei der kindlichen Bewegungsentwicklung. Begeben Sie sich auf die Suche nach der Leichtigkeit.

Das Aufkommen des Fußes

Das Aufkommen des Fußes erfolgt bei einem erwachsenen Menschen mit Schuhen, und wenn es der Boden schmerzfrei erlaubt, auch barfuß, auf der Ferse. Die Landung des Fußes ist dabei von sehr hohen Kräften geprägt. Entscheidend für eine schonende und gleichzeitige energieeffiziente Landung ist der genaue Landepunkt auf Ihrer Ferse.

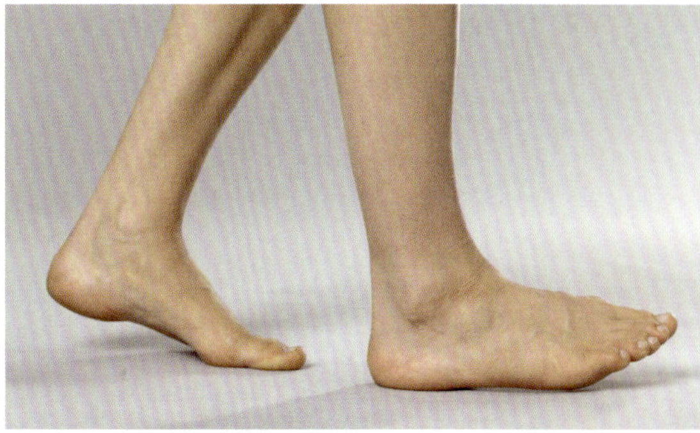

In diesem Bild sehen Sie am vorderen auftretenden Fuß eine günstige flächige Landung auf der Ferse.

Das Aufkommen sollte möglichst flächig gestaltet werden. Die Ferse besitzt, um den Stoß zu dämpfen, eine besonders ausgeprägte Fettschicht, die mit durchwirkenden Bindegewebsfasern eine stabile Konsistenz erhält. Das Kniegelenk des landenden Standbeins ist dann durch eine leichte Beugestellung in Federbereitschaft. Es kann den Stoß modulieren und in Aufrichtung und Vorwärtsbewegung umsetzen. In Ihrem Knie befindet sich mit dem *Hoffa'schen Fettkörper* eine ähnliche Struktur wie unter Ihrer Ferse, ein dickes Druckpolster aus Fett und Bindegewebe, das den Druck im Gelenk verteilt und dämpft. Die großen Kräfte werden durch den großen vorderen Oberschenkelmuskel mit seinen

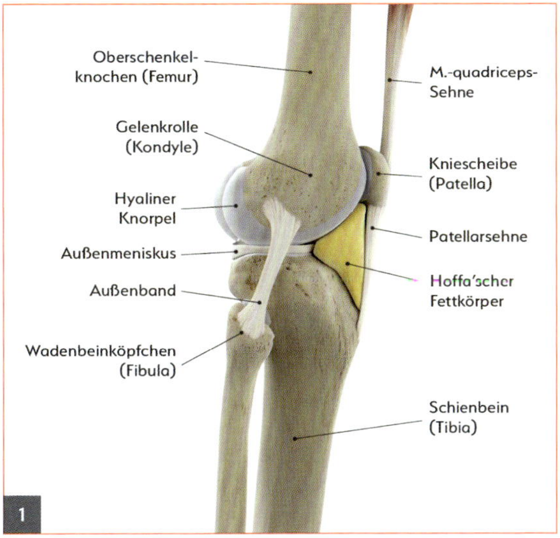

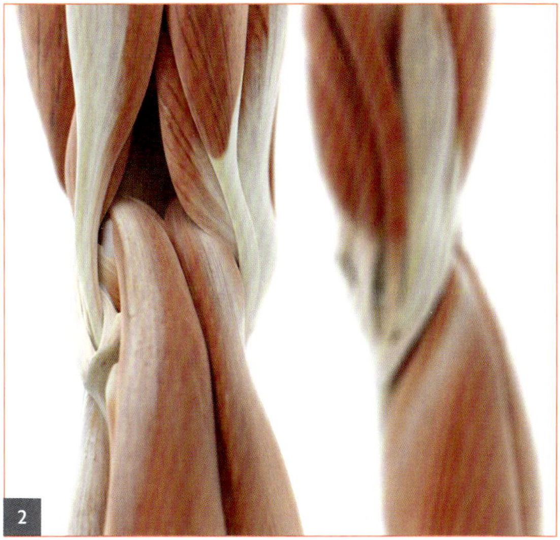

1 Sie sehen in gelber Farbe die zentrale Lage des Hoffa'schen Fettkörpers.

2 Ein Blick von hinten auf die kräftige Muskulatur des Knies

starken Sehnenansätzen am Schienbein und durch die Funktion der Kniescheibe als Umlenkrolle in Zug umgesetzt.

Aber auch alle anderen Muskeln, die sich rund um Ihr Knie befinden, werden Ihnen Halt bieten. Erinnern Sie sich dafür an das Buchkapitel »Das Knie selbst untersuchen« (s. S. 29 ff)« und der dabei erlebten Erfahrung der muskulären Anspannung der Oberschenkelmuskulatur beim Landen des Fußes auf dem Boden.

Sollten Sie einen Auftrittspunkt am hinteren Ende der Ferse wählen, befindet sich dort kein Fettpolster, und Ihr Bein ist gleichzeitig durch die starke Streckung des Kniegelenks unelastisch. Der zentral hinter der Kniescheibe gelegene Fettkörper und die Gelenkrollen des Oberschenkels können ihre rollende und dämpfende Funktion nur eingeschränkt erfüllen. Ein stark gestrecktes Knie führt zu einem harten Stoß durch den Körper. Der Auftritt ist laut hörbar. Bei einer harten Weiterleitung ist Ihr Knie im Laufe der Jahre immer höheren inneren Druckbelastungen ausgesetzt. Dies führt in der Folge zu einer verfrühten

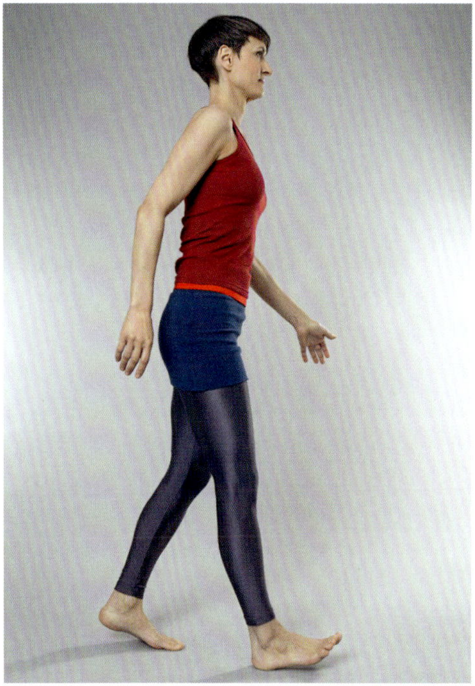

Ungünstig!

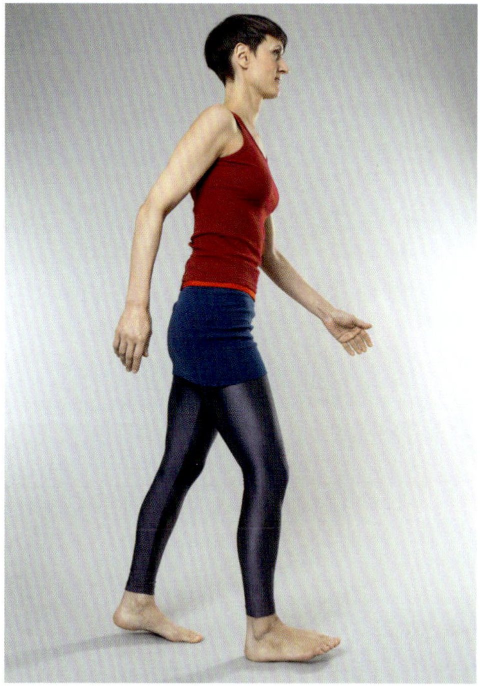

Gut! Die flächige Landung erfolgt durch das abfedernde gebeugte Knie weich.

Abnutzung der Gelenkflächen mit dem weichen elastischen hyalinen Knorpel und zu einer verfrühten Schädigung des Faserknorpels Ihrer Menisken. Die Knochenenden am Gelenk werden sich außerdem verdicken und verbreitern.

Die Auftrittsfläche des Fußes passt sich auch den Bodenverhältnissen an. Wenn es durch spitze Gegenstände, wie zum Beispiel kleinen Steinchen, unangenehm für Ihre Füße ist, oder wenn Sie sehr leise gehen möchten, werden Sie für das Aufkommen den Vorfußballen verwenden. Sie gehen dadurch vorsichtiger und gedämpfter, werden aber langsamer. Auch bei der Vorfuß- oder Ballenlandung ist Ihr Kniegelenk leicht gebeugt und federbereit – ein Vorteil. Bei einem schmerzenden Knie werden Sie diese Möglichkeit instinktiv auf der problematischen Seite wählen. Da Sie dann auf der schmerzfreien Seite auf der

Ferse und auf der schmerzhaften Seite auf dem Ballen aufkommen, humpeln Sie. Ich rate Ihnen deshalb, bei Schmerzen die Vorfußlandung auf dem Ballen mit beiden Beinen auszuprobieren. Dadurch verringert sich das Hinken. Sie schonen Ihr Knie und verlieren weniger Rhythmus und Schwung beim Gehen. Der muskuläre Aufwand nimmt bei der Vorfußlandung aber stark zu. Die Energieeffizienz verringert sich. Die Umsetzung von Druck in Zug muss mit wesentlich mehr muskulärem Aufwand betrieben werden. Deshalb wählen gesunde erwachsene Menschen ohne Nachzudenken die Fersenlandung.

Entledigen Sie sich jetzt bitte Ihrer Schuhe und Socken und drücken Sie Ihre Ferse. Sie spüren unten die Elastizität des Fettgewebes. Sie können das Fettgewebe mit Ihren Fingern ein wenig hin- und herbewegen. Bei der Belastung durch die Vorwärtsbewegung des Körpers beim Gehen wird es sich auch ein wenig verschieben. Druck wird wieder in Zug gewandelt.
Drücken Sie zum Vergleich auf die harte Knochenkante am hinteren Ende Ihres Fußes. Sie ist nicht besonders gut für die Landung geeignet. Rollen Sie also beim Gehen nicht zu stark ab! Die bei einer starken Abrollbewegung des Fußes bei der Landung auf Ihren Körper einwirkende Kraft potenziert sich und kann alle Gelenke, besonders Ihr Kniegelenk, schädigen. Achtung! Durch das Tragen von mit Gummisohlen gedämpften Schuhen nehmen wir die möglicherweise harte Landung auf der Fersenkante nur noch bedingt wahr.

Probieren Sie jetzt das weiche und schonende Aufkommen auf dem Fettpolster der Ferse aus. Üben Sie in Zeitlupe. Richten Sie dazu Ihren Blick in Richtung Boden (fünf bis zehn Meter voraus). Lassen Sie Ihren Fuß und Ihr Knie dabei so gut es Ihnen möglich ist geradeaus zeigen. Sie können diese Sequenz zuerst mit einem Bein mehrmals wiederholen. Dann gehen Sie sehr langsam und bewusst los und versuchen, Ihre Erfahrung in den langsamen Ablauf des Gehens einzubringen. Beobachten Sie bitte auch den Abstand zwischen Ihren Knien und Füßen. Dieser sollte ungefähr eine Fußbreite betragen. Für die angesprochene Integration in den Alltag beim Spazierengehen erinnern Sie sich an das Gefühl der weichen Landung in Zeitlupe oder arbeiten Sie mit Bildern. Seien Sie eine geschmeidige Katze, die auf weichen Pfoten landet, oder verwenden Sie ein anderes für Sie passendes Äquivalent aus dem Tierreich der auf vier Beinen laufenden Säugetiere. Beobachten Sie bei jeder Gelegenheit die Kniegelenke von Hunden, Katzen und Pferden in Bewegung.

Beim alltäglichen Gehen sollte die weiche Landung Ihres Fußes bei ausreichender Motivation ähnlich wie bei den beschriebenen Tieren kein großes Problem darstellen. Deshalb sind die Konzentration und Aufmerksamkeit auf den (Ihren) Gang ein guter Beginn für die Veränderung und den Erhalt oder den Erwerb von gesunden Knien.

Die Belastung des Knies – Stabilität durch Streckung

Schauen wir weiter:

Nach der Fersenlandung kommt die Außenseite Ihres Fußes in Kontakt mit dem Boden. Es ist sehr wichtig, dass dieser Kontakt bis hin zu Ihrer kleinen Zehe erfolgt. Ihre Körpermitte bewegt sich jetzt zunehmend über den Fuß. Nahezu gleichzeitig nach der kleinen Zehe landen die Zehen vier bis eins (große Zehe) auf dem Untergrund. Durch die Vorwärtsbewegung wird sich die Druckeinwirkung des Körpers auf Fuß und Knie jetzt von hinten außen nach vorne innen verstärken, da sich Ihr Bein mit dem Fuß als Standpunkt außerhalb der Mitte Ihres Körperlotes befindet.

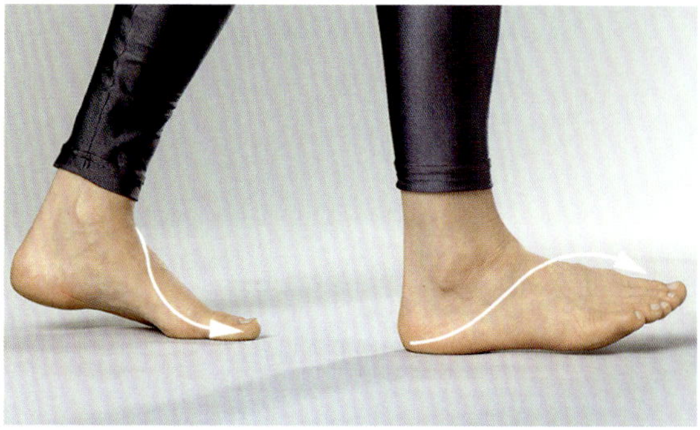

Im Bild sehen Sie an den Pfeilen die Belastung der Füße kurz vor dem Abdruck des hinteren Fußes und gleichzeitig bei der Landung der Ferse den Druckverlauf am vorderen Fuß.

Das Kniegelenk sollte sich jetzt strecken und dadurch die Vorwärtsbewegung des Körpers und die Druckwelle, die vom landenden Fuß ausgeht, in Zug und damit in Aufrichtung umwandeln. Am Hüftgelenk angekommen, erfährt ein Teil der energiereichen Druck- und Stoßwelle idealerweise eine Umwandlung. Auf der Standbeinseite dreht das Becken zurück. Dadurch wird die Beckenseite des Spielbeins nach vorn gedreht und ein Teil der Bremsenergie in Schwung für die andere Körperseite verwandelt. Das Becken dient als Dreh- und Schwungpendel zwischen beiden Beinen. Ihr Knie kann dadurch geradeaus in Gehrichtung zeigen. Der nach innen zur Mitte zwischen beiden Beinen wirkende Drehmoment des auf einem Bein stehenden,

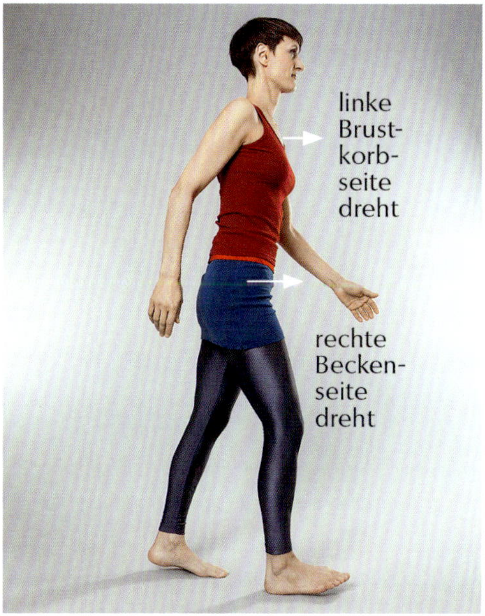

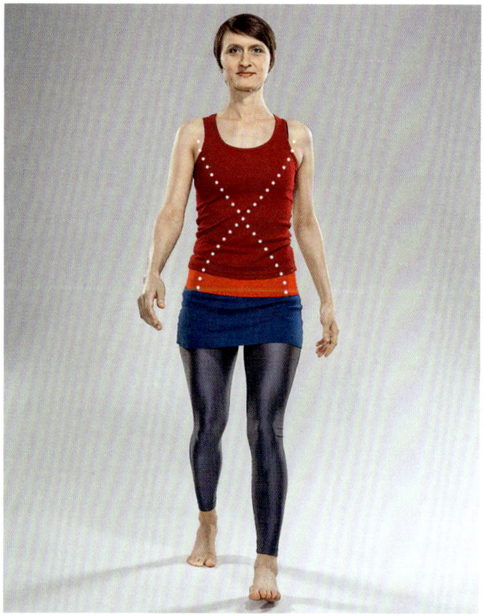

Das Becken dreht mit Bein und Fuß. Der Oberkörper verdreht sich gegensinnig mit den Armen als Gegenpendel. Das Zwerchfell ist das Zentrum der gegensinnigen Verschraubung zwischen Becken und Brustkorb. Fuß und Bein zeigen geradeaus.

sich nach vorne bewegenden Körpers und der Drehmoment des sich nach hinten außen drehenden Beckens der Standbeinseite gleichen sich aus.

Der Abstand Ihrer Beine und Füße sollte hüftgelenkbreit sein. Die Hüftgelenke befinden sich etwa in der Mitte Ihrer Leisten. **Wichtig!** Weisen Ihre Knie nach innen oder außen, ist die Ursache ein instabiles Becken, das meist nach links und rechts außen pendelt. Diese Bewegung kann sehr klein sein. Sie hat trotzdem enorme Auswirkungen auf die Stabilität Ihrer Füße und die Ausrichtung Ihrer Knie.

Das Gegenteil eines instabilen Beckens ist ein durch angespannte Pobacken unbewegliches Becken. Dadurch kann sich das ganze Bein mit Knien und Füßen nach außen drehen. Diese Problematik wurde schon in den vorhergehenden Kapiteln zur spiraligen Verschraubung des Beines und zur Richtung von Beinen und Knie angesprochen.

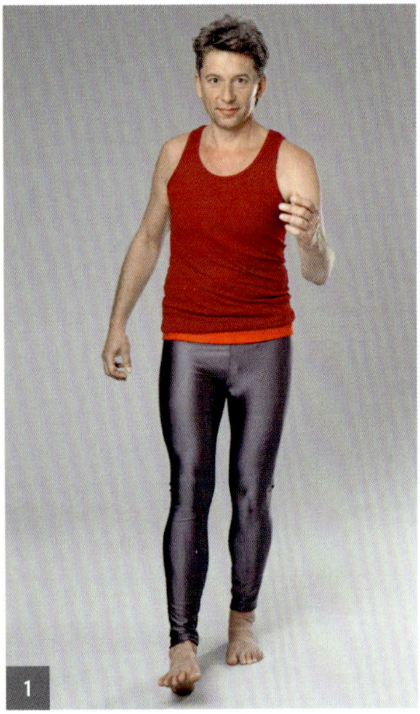

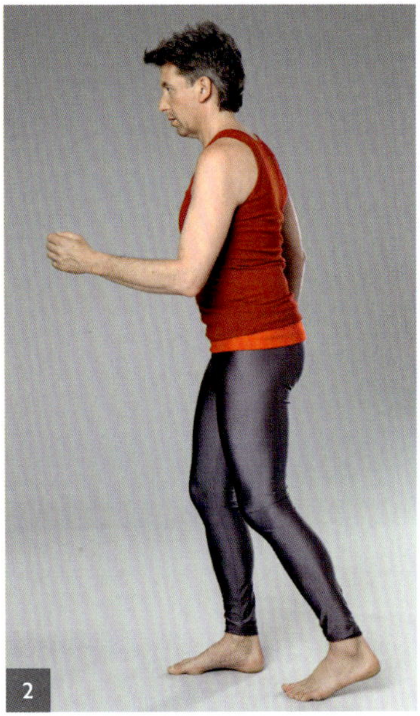

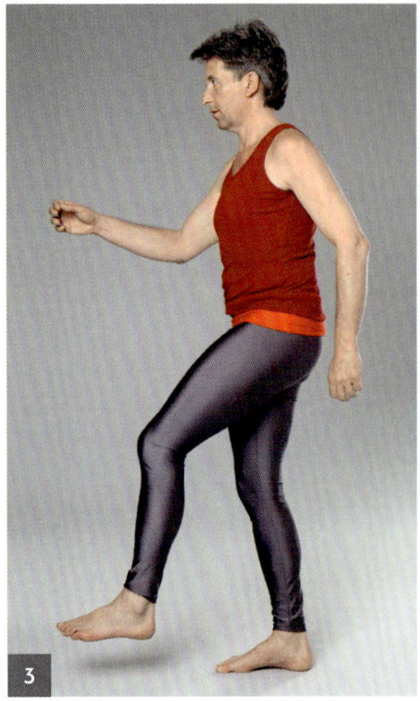

1 Im ersten Bild ist das weiche Aufsetzen des rechten Fuß zu sehen.

2 Im zweiten Bild steht der rechte Fuß am Boden, die Ferse des linken Fußes ist gleichzeitig angehoben. Der linke Fuß ist bereit für den Abdruck vom Boden.

3 Im dritten Bild ist der Einbeinstand zu erkennen.

Üben Sie jetzt, ausgehend von der Schrittstellung (beide Füße geradeaus), in Zeitlupe die Belastung des ganzen Fußes bei gleichzeitiger weicher Streckung des Kniegelenks, bis Sie wieder in den Einbeinstand gelangen.

Die Standbeinseite sollte am Ende der Bewegungssequenz auf der Außenseite Ihres Körpers eine durchgängige Linie bilden. Drehen Sie auch auf der angehobenen Beinseite das Becken nach vorne, bis Ihr Knie exakt geradeaus zeigt. Beginnen Sie immer wieder auf der gleichen Seite von vorne und wiederholen Sie diese Sequenz, bis Sie spielerisch und ohne großen Kraftaufwand die Aufgabe bewältigen können. Dann wechseln Sie zur anderen Seite.

Um anschließend die Stabilität des Standbeines im Gehen und damit im Bewegungsfluss zu üben, ist am Anfang eine

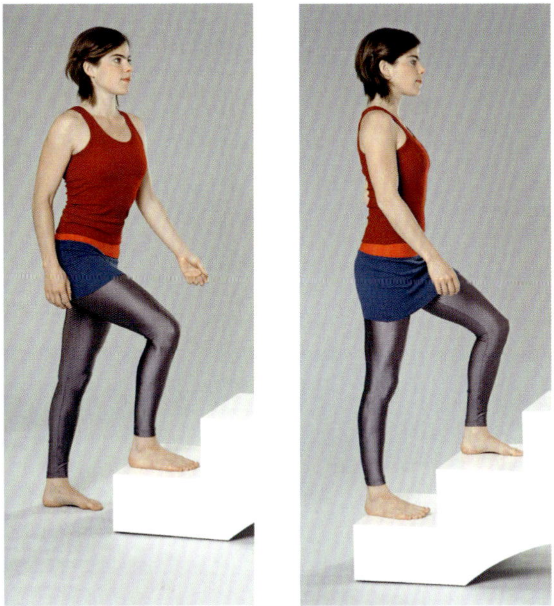

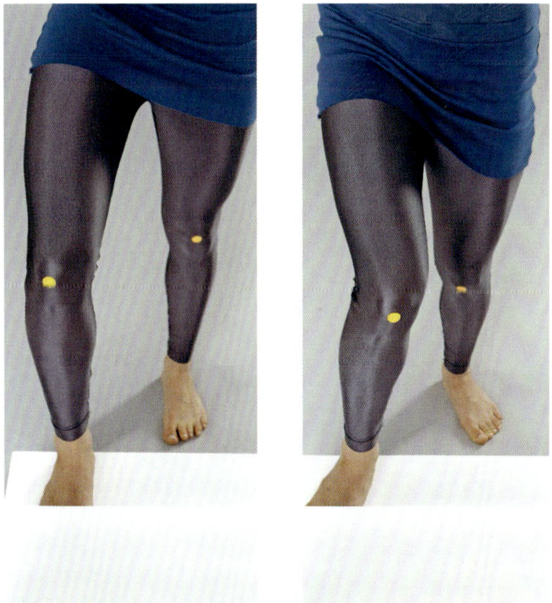

Achten Sie in den Bildern auf die Streckung des Knies am hinteren Bein und die perfekte Verwringung zwischen Oberkörper und Becken im Kreuzgang.

Im ersten Bild sehen Sie an den aufgeklebten Punkten die gerade Ausrichtung der Knie. Im zweiten Bild ist die ungünstige Variante zu erkennen.

Treppe die beste Übungsmöglichkeit. Sie erfordert durch das verstärkte Hochsteigen eine größere Aktivierung der stabilisierenden Beckenmuskulatur. Achten Sie auch dabei auf hüftgelenkbreites Aufsetzen des Fußes und die genaue Ausrichtung Ihrer Knie.

Nach der Treppenübung gehen Sie beim nächsten Mal mit Achtsamkeit spazieren. Spüren Sie der Stabilität des Standbeins durch die Drehpendelbewegung des Beckens zwischen dem in schneller Folge wechselnden Stand- und Spielbein nach.

Die Vorspannung - die Streckfähigkeit des Beines

Jetzt möchte ich Ihre Wahrnehmung auf den hinten stehenden Fuß richten, auf den Moment, bevor Ihre Ferse angehoben wird. Beim Gehen ist dieser kurze Augenblick eine der schwierigsten Aufgabenstellungen für die Balance und damit für eine

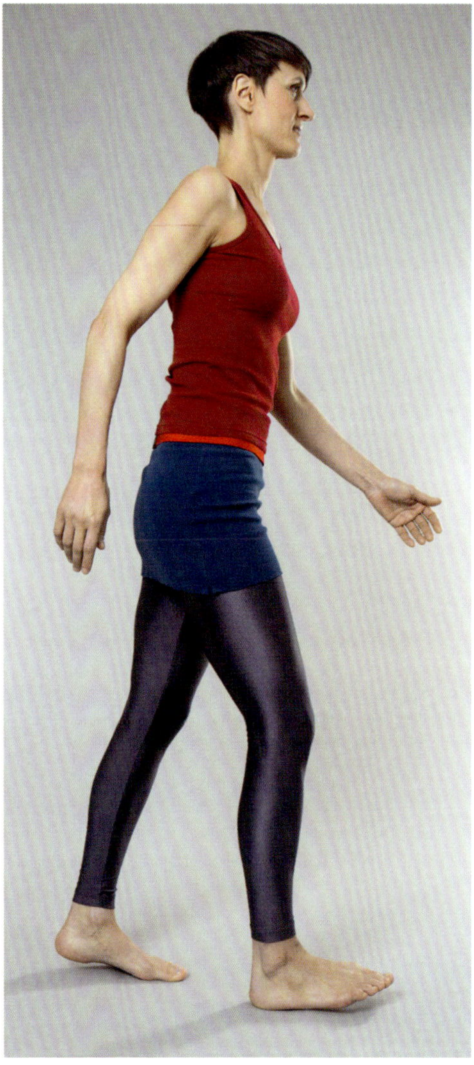

Im Bild sind die gute Streckung des hinteren Beins und eine gleichzeitig gebeugte Kniestellung am vorderen Bein mit dem aufsetzenden Fuß zu erkennen.

ausgewogene und sinnvolle Belastung Ihres Kniegelenks. Die Druckbelastung von Fuß und Knie nimmt durch die Vorwärtsbewegung des Körpers über dem stehenden Fuß immer weiter nach innen zu. Deshalb ist der Großzehenstrahl als verlängerter Hebel (Großzehe und erster Mittelfußknochen) größer als der Kleinzehenstrahl. Um eine möglichst ausgeglichene Belastung von Fuß und Knie zu erreichen, ist eine gute Streckung Ihres hinteren Beines entscheidend. Dazu muss sich die Rückseite mit Achillessehne und Muskulatur der Waden über das obere Sprunggelenk und weiter über die Kniekehle in einem gut gedehnten Zustand befinden. Auch die Streckfähigkeit Ihres Hüftgelenks auf der Vorderseite des Oberschenkels über die Leiste ist sehr wichtig (siehe auch die Bilder in der folgenden Sequenz).

Das nach hinten gestreckte Bein wird in den elastischen Bindegewebsanteilen (Faszien und Sehnen) vor dem Abdruck gedehnt. Es wird bei der Lösung des Fußes wie ein Pfeil in einer vorgespannten Sehne nach vorn und oben fliegen. Sie können Ihr Bein und Ihren Körper dann mit wenig Muskelkraft und geringem Energieverbrauch bewegen. Ihr Gang wird dynamisch und leicht.

Ich werde Ihnen jetzt ausführlich eine Dehnübung für diesen Moment des Gehens beschreiben. Sie ist für den langfristigen Erfolg Ihrer Bemühungen in der Kombination einer zu erfolgenden Massage, die ich im Kapitel »Die Massage mit Rollen und Bällen« (s. S. 87 ff) beschreibe, sehr wichtig. Ihr Gewebe hat sich an Ihre Art des Stehens und Gehens gewöhnt. Sollten Sie beim Gehen über längere Zeit und meist unbemerkt nicht die volle Streckfähigkeit Ihres Beins nützen, werden Muskelhüllen (Faszien) und Sehnen verkürzen, Muskelfasern verkleben und verspannen. Die Dehnung der verkürzten Beinmuskulatur wird deshalb sofort für Wohlbefinden und ein Gefühl von Leichtigkeit in den Beinen sorgen.

Stellen Sie ein Bein in einem großen Schritt nach hinten ab. Ihre Ferse sollte am Boden stehen können. Ihr vorderes Bein wird im Knie gebeugt, ohne dass Sie den Fersenkontakt des hinteren Fußes verlieren. Beide Füße und Knie zeigen wieder geradeaus. Vor allem am hinteren Fuß ist es am Anfang nicht ganz leicht. Achten Sie auch auf eine hüftbreite Stellung Ihrer Füße und Knie. Ihr Bauchnabel befindet sich exakt in der Mitte zwischen beiden Beinen (sehr wichtig!). Schieben Sie die Kniekehle des gestreckten Beins nach hinten und verankern Sie Ihre Ferse nach hinten außen. Dann das Knie beugen und wieder strecken. Es sollte bei der Dehnung ein angenehmer Zug in der Wade und auch in der Kniekehle entstehen.

Versuchen Sie, trotz der für Sie am Anfang vielleicht schwierigen Position ruhig durchzuatmen und sich zu entspannen, Widerstand aufzulösen und nicht dagegen mit aller Kraft anzukämpfen. Nach 30 Sekunden halten gehen Sie für mindestens 120 Sekunden in sehr kleine schwingende, fließende Bewegungen über. Ein bisschen Zug, wieder entlasten, wieder neuer Zug. An den Umkehrpunkten weich und zart in die entgegengesetzte Richtung bewegen. Denken Sie an die Dehnungen einer Katze nach dem Schlafen.

Bleiben Sie jetzt in der gedehnten Stellung der Waden und rollen Sie Ihr Becken wie bei der ersten Standübung nach vorne oben in Richtung Bauchnabel. Jetzt sollte eine Dehnung auf der Vorderseite der Leiste und des Oberschenkels entstehen, ohne dass Sie die Dehnung von Kniekehle, Waden und Achillessehne verlieren. Wieder können Sie kleine entlastende und in der Folge zugverstärkende Bewegungen ausführen.

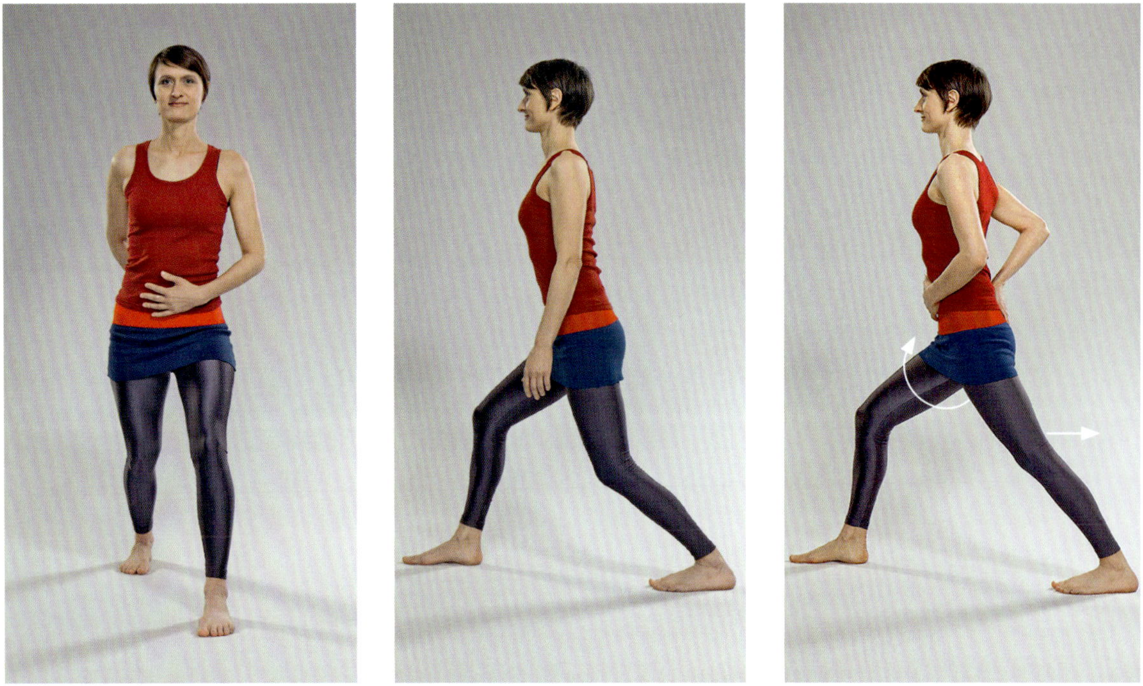

Auf diesen Bildern sehen Sie die Dehnung des hinteren Beins. Beachten Sie die sichtbare Aufrichtung des Beckens am Verlauf des roten Gürtels und die gestreckte Wirbelsäule.

Bevor Sie die Dehnung mit dem anderen Bein wiederholen, integrieren Sie bitte die Übung ins Gehen. Durch Ihre jetzt entstandene Einseitigkeit können Sie die bessere Dehnfähigkeit des beübten Beins beim Gehen sehr gut wahrnehmen. Konzentrieren Sie sich auf die Streckung in Ihren Kniekehlen und Ihren Leisten des hinten stehenden Beines. Erinnern Sie sich während des Gehens an das Gefühl der Dehnung.

Das Anheben der Ferse und der Abdruck des Fußes vom Boden

Durch die Vorspannung des Beins in Kombination mit der Drehbewegung des Beckens entsteht der federnde und schnelle Abdruck des Fußes vom Boden. Ein früher Abdruckmoment ist günstig, da bei einem starken Anheben der Ferse sehr viel Druck auf den Vorfußballen ausgeübt wird und dann das Bein mithilfe der vorderen Bein-

muskulatur angehoben werden muss. Achten Sie beim Anheben der Ferse auf eine gleichmäßige Druckverteilung des Vorfußballens auf allen Zehen. Vor allem die große und die kleine Zehe sollten gleichmäßig belastet werden. Sie können dann von einer geraden Ausrichtung Ihrer Knie in dieser Bewegungsphase ausgehen.
Üben Sie das Anheben der Ferse am Anfang sehr langsam in einer kleinen Schrittstellung. Beide Füße zeigen geradeaus. Besondere Aufmerksamkeit gilt Ihrem hinten stehenden Fuß.
Beobachten Sie, wohin sich bei der Anhebung der Ferse der Druck am Vorfußballen verteilt. Gleichmäßig nach innen und außen? Versuchen Sie, Ihre Zehen in Ihrer Länge gestreckt zu halten. Wiederholen Sie die Übung, bis Sie Ihnen auch in höherem Tempo gelingt. Dann gehen Sie los und versuchen, den Boden mit Ihren Füßen sanft wie eine Katze nach hinten zu schieben. Beobachten Sie die (Aus-)Richtung Ihrer Knie.

Der Flug oder das Schwungbein

Nach dem Ablösen des Fußes vom Boden fliegt Ihr Bein mit zunehmender Beugung im Kniegelenk nach vorne. Jetzt ist Ihr Knie kurzfristig von der großen Aufgabe, Druck in Zug zu wandeln, Aufrichtung und Fortbewegung zu gewährleisten, befreit. Ihre Gelenkknorpel auf den Gelenkflächen werden entlastet. Eine wichtige Aufgabe bleibt: Durch die Vorwärtsdrehung des Beckens auf der Spielbeinseite wird auch der Oberschenkel in Beziehung zum Unterschenkel nach außen gedreht. Die spiralige Verschraubung zwischen Unter- und Oberschenkel im Knie muss deshalb zunehmen. Nur so können Ihr Fuß und Ihr Knie weiterhin geradeaus zeigen. Üben Sie die gerade Ausrichtung Ihrer Knie und Füße wieder ausgehend von der Schrittstellung in einer linken und anschließend einer rechten Schrittsequenz. Die Bilder auf der folgenden Seite veranschaulichen gut diese Sequenz.

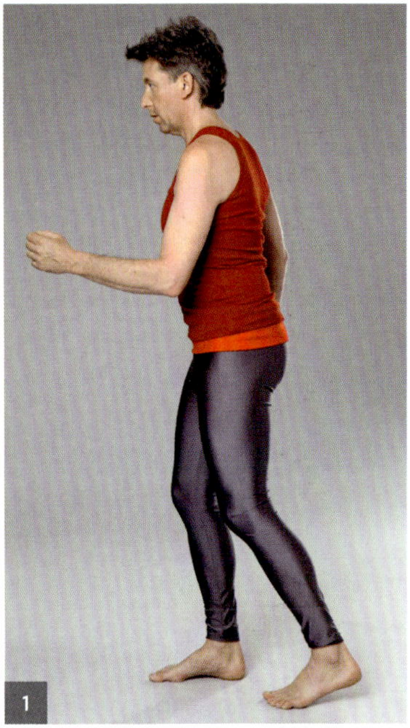

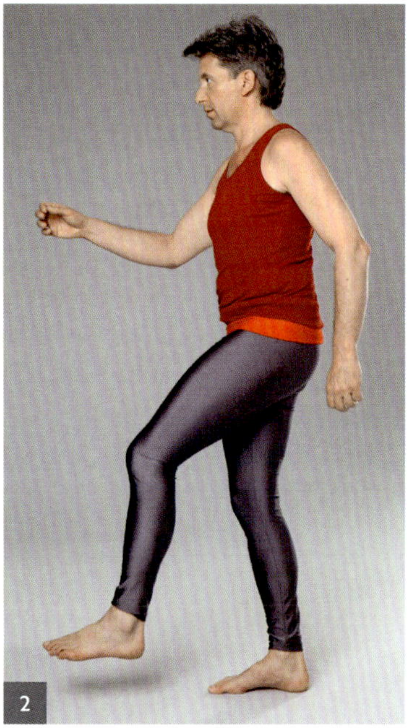

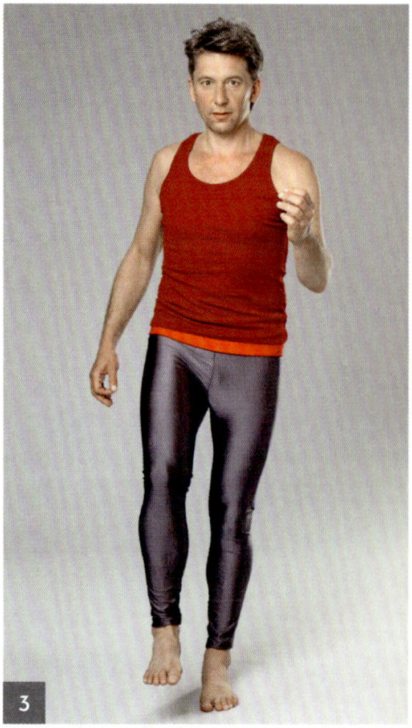

1 2 In den ersten beiden Bildern sehen Sie die beschriebene Schrittsequenz.

3 Achten sie im dritten Bild auf die Verwindung des Spielbeins zwischen Ober- und Unterschenkel. Knie und Fuß zeigen dadurch geradeaus.

Zusammenfassung

Sie gehen als Mensch im Kreuzgang. Das Bein der einen Seite und der Arm der anderen Seite schwingen nahezu gleichzeitig nach vorn. Merken Sie sich deshalb folgende Leitsätze:

- Bauch und Becken sind Teil des Beines. Ihr Bein endet am Zwerchfell.
- Das Becken der Standbeinseite dreht zurück, die gegenüberliegende Spielbeinseite dreht mit dem Becken nach vorn. Dadurch kann das Knie in Gehrichtung zeigen.
- Schultern, Arme und Hände sind Teil des Brustkorbs.
- Der Brustkorb dreht entgegengesetzt zum Becken.
- Das Armpendel entsteht durch die Drehbewegung des Brustkorbs.

DIE MASSAGE MIT ROLLEN UND BÄLLEN

Die Geschmeidigkeit des Körpers wird durch die Elastizität und Schwingungsfähigkeit der Weichteile gewährleistet. Sie ist Voraussetzung für den Erhalt gesunder Gelenke und das Training von Koordination und Kraft. Gewinnen Sie deshalb mit dem geschickten Einsatz der Massage mit Rollen und Bällen verloren gegangene Vitalität zurück.

Verspannte und verhärtete Weichteile mit verminderter Dehnfähigkeit verhindern eine gute Koordination Ihres Kniegelenks. Koordination und Kraft können aber nur mit elastischer und schwingungsfähiger Muskulatur trainiert werden. Gehen Sie bei der Verspannung eines Muskels oder der Verfilzung von Bindegewebe davon aus, dass nie alle Anteile des Gewebes gleich betroffen sind. Deshalb werden Sie durch Druck auf das Weichteilgewebe mittels Rollen und Bällen diese Stellen als schmerzend genau ermitteln und im Anschluss für die Auflösung der Verspannung sorgen.

Beginnen Sie mit Ihren Füßen. Zur Massage des Fußes ist die Kugelform eines Balls das Gegenstück zu Ihrem Fußgewölbe. Verwenden Sie keine Rolle. Rollen sind besser für die langen Strecken der Muskel- und Bindegewebszüge an allen Seiten des Beins rund um das Kniegelenk geeignet. Diese sollten aber nicht zu hart und ohne Noppen sein, da viele Gewebestellen am Oberschenkel und an der Wade sehr empfindlich reagieren. Vor allem das venöse System kann bei einer zu hohen Intensität geschädigt werden. Bei bereits vorhandenen Krampfadern ist Vorsicht geboten. Rollen Sie dort nicht, und in keinem Fall rollen Sie mit angespanntem Muskel schnell auf und ab. Bei venösen Schwierigkeiten müssen Sie sehr weiche Rollen verwenden und dürfen nur vom Fuß Richtung Körperzentrum arbeiten. Bei Entzündungen der Venen ist die Massage im Bereich der Entzündung kontraindiziert.

Die Rollen dienen vor allem als Eigendiagnosewerkzeug. Sind Sie einige Male über die einzelnen Abschnitte gerollt, ist dies ausreichend. Sollten Sie verspannte, verklebte und harte Stellen ermitteln, halten Sie dort an und verstärken den Druck durch Auflage des anderen Beins. Stellt sich die Druckverstärkung als zu schmerzhaft heraus, ist auch das Gewicht von einem Bein ausreichend. Sie halten den Gewichtsdruck etwa eine Minute. Nach einer halben Minute sollte sich der auftretende Schmerz flächig verteilen. Sie werden auch Verbindungen in entfernte Regionen wahrnehmen können.

Diese Art der Druckpunktmassage nennt man Triggerpunktmassage oder »triggern«. Leider ist die sogenannte Faszienmassage, die auch immer schon eine Muskelmassage beinhaltet hat, da sich Muskel und Faszien funktionell nicht trennen lassen, durch übertriebenen Gebrauch zu Unrecht in Verruf geraten. Bei einer sanften und intelligenten Anwendung in der

Kombination mit dem »Triggern« bietet sie Ihnen die Möglichkeit zur Selbsthilfe. Durch die Massage werden die Durchblutung und der gesamte Stoffwechsel angeregt. Am Fuß wird über das vegetative Nervensystem eine Harmonisierung der Organaktivität im Sinne einer Reflexzonentherapie erreicht.
Massieren Sie am Anfang einmal am Tag. Sie werden die für Sie passende Dosierung selbst herausfinden. Sie können sich einzelne verspannte Stellen, die Sie für besonders wichtig erachten, merken und diese jeden Tag bis zu einer eindeutigen Besserung bearbeiten. Legen Sie auch Tage mit Übungspausen ein, wenn Sie das Gefühl haben, dass eine Regeneration angebracht ist und ein erneuter Reiz zu viel des Guten bedeuten würde. Es ist wichtig, dass Sie selbst Expertin oder Experte Ihres Handelns werden. Keine Therapeutin und kein Therapeut, keine Ärztin und kein Arzt kann die Dosierung einer Anwendung so gut wie Sie selbst wahrnehmen. Übernehmen Sie deshalb Eigenverantwortung und zweifeln Sie nicht an Ihrer Wahrnehmung, sondern trauen Sie Ihrem Gefühl.

Die richtige Wahl von Rollen und Bällen

Um den für Sie passenden Ball für Ihre Füße zu finden, sollten Sie Noppen- oder Igelbälle in verschiedenen Härtegraden und Größen (nicht zu groß!) ausprobieren. Sehr weiche Bälle mit Ventil und sehr harte Bälle werden trotz der starken Belastung durch Ihre Füße lange halten. Bei mittleren Härtegraden ist der Verschleiß erhöht, sie brechen entzwei. Für Ihre Beine können Sie einen Tennisball oder im Handel angebotene Faszienbälle verwenden. Als Rolle verwenden Sie bitte nur die im Handel angebotenen weichen Rollen. Sie können auch eine sogenannte »Schwimmnudel«, die Sie in drei Teile schneiden, benutzen. Diese ist billig und meist im Schwimmbad oder in Kinderabteilungen von Kaufhäusern zu erwerben.
Bei den Übungen, die am Boden sitzend ausgeführt werden, benötigen Sie außerdem einen aufblasbaren Ball. Sie können durch das Sitzen auf dem Ball Ihre Arme beim Abstützen entlasten und das Gewicht Ihres Beins bei der Ablage auf Rolle oder Ball besser kontrollieren. Damit wird ein Variieren der Druckintensität möglich.

Ihre Füße und Beine müssen sich nach den Übungen angenehm anfühlen. Ein auftretender Schmerz während der Übung sollte sich immer im Bereich der annehmbaren Empfindung »Au, schön!« bewegen.

Achtung! Sie dürfen diese Übungen nur durchführen, wenn Ihre Füße und Beine weder geschwollen noch heiß sind. Bei einem Fersensporn sparen Sie den schmerzenden Bereich aus. Bei Schmerzen im Vorfußbereich sind Sie dort bitte besonders vorsichtig. Sollten Sie nach häufiger Anwendung verstärkte Schmerzen verspüren, wenden Sie sich an eine Physiotherapeutin oder einen Physiotherapeuten, eine Ärztin oder einen Arzt.

Üben Sie für den besseren Vergleich der Veränderung von Muskulatur und Bindegewebe zunächst mit Fuß und Bein einer Seite. Sie werden einen großen Unterschied zu Ihrer ungeübten Seite verspüren. Das ist für Ihre Motivation zur Ausführung der Übung in Ihrem Alltag sehr wichtig.

Wechseln Sie nach einer halben Minute Pause für Ihre Wahrnehmung zur anderen Seite. Die Pause ist in einer Kultur hoher Anforderungen und zeitlicher Optimierung ein oft vergessener Teil von Körperübungen. Sie ist für die Wahrnehmung, für Umbauprozesse und die Regeneration des Körpergewebes allerdings unerlässlich. Sie können sich nicht nur die federnde und kraftvolle Elastizität von Katzen als Vorbild nehmen, sondern auch deren ausgiebigen Müßiggang.

Die Massage der Fußsohle

Stellen Sie sich in eine kleine Schrittstellung. Legen Sie eine harten Igelball unter die Mitte des Fußgewölbes, die Ferse steht am Boden. Der Vorfuß mit seinen Zehen hängt locker über dem Ball. Verlagern Sie jetzt Ihr Gewicht ausgehend von Ihrem Herzen als Ganzes nach vorn über den Ball. Knicken Sie im Hüftgelenk dabei nicht ein. Das vordere Knie muss sich bei der Vorwärtsbewegung leicht beugen. Versuchen Sie, Knie und Fuß genau nach vorne zeigen zu lassen. Die Ferse hält Bodenkontakt. Wiederholen Sie die Bewegung vor und zurück einige Male. Sollte Ihnen die Gewichtsbelastung des Fußes über dem Ball zu schmerzhaft erscheinen, können Sie dicke Socken tragen. Sie werden sich mit der Zeit an die Belastung gewöhnen. Je geschmeidiger und flexibler Ihr Fuß, desto leichter und weniger schmerzhaft wird die Belastung. Stellen Sie sich danach

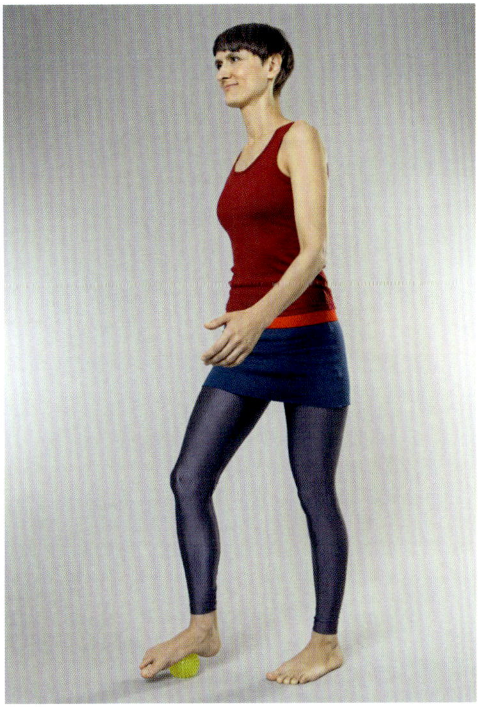

wieder in den Stand. Spüren Sie der Veränderung nach.
Ich gebe Ihnen, bevor Sie mit der Übung fortfahren, noch ein Bild: Sie haben das Aufsetzen einer Zitrone auf eine Zitronenpresse geübt. Jetzt werden Sie die gewichtsbelastete Zitrone einmal um die Presse unter Druck herumdrehen. Einfaches Hin- und Herrollen des Balls (z. B. im Sitzen) ist für die Tiefenmassage von Muskulatur und Bindegewebe des Fußes nicht ausreichend, da die Fußsohle mit einer dicken Fettschicht bekleidet ist. Die Tiefenmassage unter Gewicht führt zu einer starken Stoffwechselsteigerung durch das Auspressen von Flüssigkeit aus dem Gewebe. Danach fließt in etwa die doppelte Menge Flüssigkeit ins Gewebe zurück, und die Fließgeschwindigkeit erhöht sich. Der Stoffwechsel und die Regeneration werden wesentlich gesteigert.

Heben Sie jetzt die Ferse vom Boden an. Der Ball liegt wieder unter der Mitte des Fußgewölbes auf Höhe Ihres Rists. Kreisen Sie in drei Bahnen (innen – Mitte – außen) langsam durch die Gewichtsverlagerung Ihres ganzen Körpers über den Ball von vorn nach hinten in Richtung Ferse. Versuchen Sie, jede Stelle des Gewölbebogens eingehend zu untersuchen sowie durch die kreisende, massierende Bewegung das verspannte, muskuläre Gewebe Punkt für Punkt zu lockern. Sollten Sie unter einem Fersensporn leiden, sparen Sie den schmerzenden Bereich bitte aus. Bei Muskelschmerzen auf der Standbeinseite können Sie, bis alle drei Bahnen behandelt sind, kurze Pausen im Stehen auf zwei Füßen einlegen. Nach der Massage sollte sich Ihr Fuß angenehm weich und doch kraftvoll elastisch wie eine zarte Katzenpfote anfühlen. Ihre Füße sind wach und kribbeln vielleicht ein bisschen. Ihre Verbindung mit dem Boden sollte Ihnen Stabilität und tiefe Verwurzelung, aber keine Schmerzen bereiten. Die Entspannung des Fußes wird sich auch im Vergleich zur nicht behandelten Seite spürbar in Ihren Waden auswirken. Nehmen Sie die Auswirkung auch auf Ihr Knie wahr.

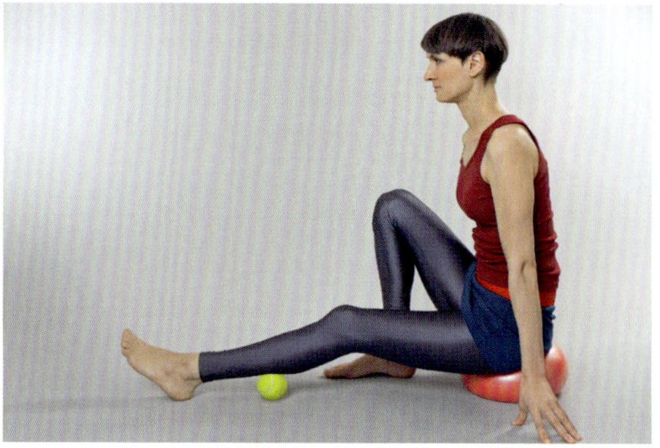

Im Bild sehen Sie das »Triggern« mit einem Tennisball. Verspannte Stellen werden durch den großen Druck wieder weich und elastisch.

Die Massage der Waden

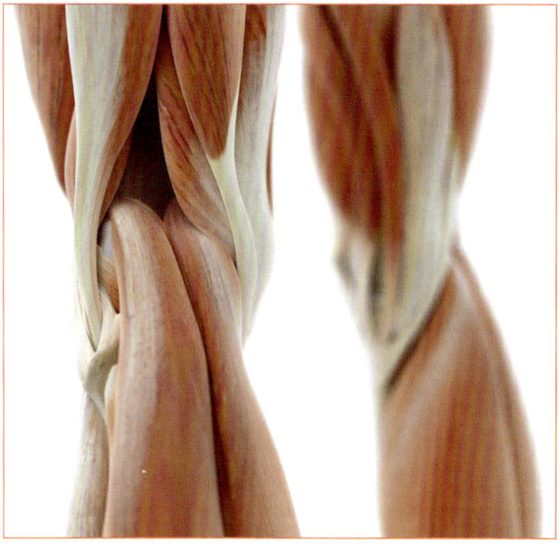

Im Bild der Blick von hinten auf das Kniegelenk. Die zweiköpfige Wadenmuskulatur spielt eine wichtige Rolle bei der Zusammenarbeit von Ober- und Unterschenkel.

Nicht nur Ihr Fuß kann verspannt sein. Die Wadenmuskulatur, die einen großen Einfluss auf das Wohlbefinden Ihrer Kniegelenke nimmt, neigt im Laufe der Jahre ebenfalls zu Verhärtungen. Diese kräftige Muskulatur zieht von der Wade mit zwei Anteilen über das Kniegelenk. Deshalb ist es wichtig, auch dort für Entspannung zu sorgen.

Vorsicht! Die Massage mit der Rolle oder dem Ball ist nur ratsam, wenn Sie an keiner Venenerkrankung der Waden leiden. Wenden Sie sich bei starken Venenproblemen zur Entspannung der Wadenmuskulatur an eine Physiotherapeutin oder einen Physiotherapeuten. Bei einzelnen Krampfadern sparen Sie diesen Bereich aus.

Setzen Sie sich mit angewinkelten Beinen

auf einen aufblasbaren Ball. Strecken Sie ein Bein und legen Sie eine Rolle unter die Wade. Rollen Sie ein paarmal auf und ab und versuchen Sie, verspannte und dadurch schmerzhafte Stellen aufzuspüren. Verweilen Sie dann am maximalen Schmerzpunkt. Sie können die Intensität durch das Auflegen des zweiten Beins steigern. Warten Sie eine Minute, bevor Sie die nächste Stelle in Angriff nehmen. Verfahren Sie an beiden Waden gleich.

Die Massage der Oberschenkel

Jetzt massieren Sie auf die gleiche Weise die Rückseiten, die Vorderseiten und die Außenseiten der Oberschenkel. Die Innenseiten behandeln Sie wieder äußerst vorsichtig oder lassen sie aus. Sie können als Unterlagerung für die Dosierung immer wieder den aufblasbaren Ball verwenden.

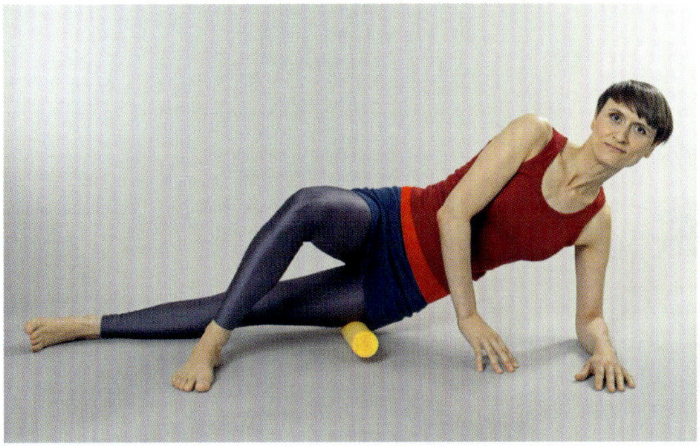

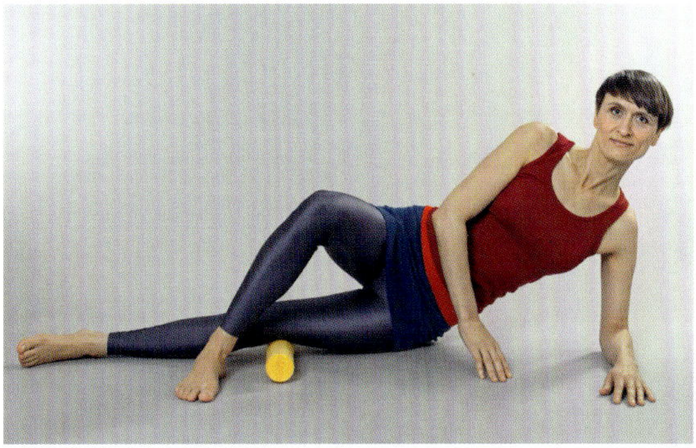

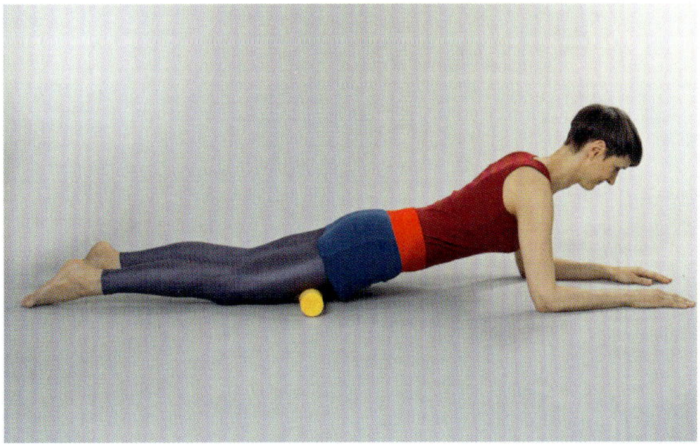

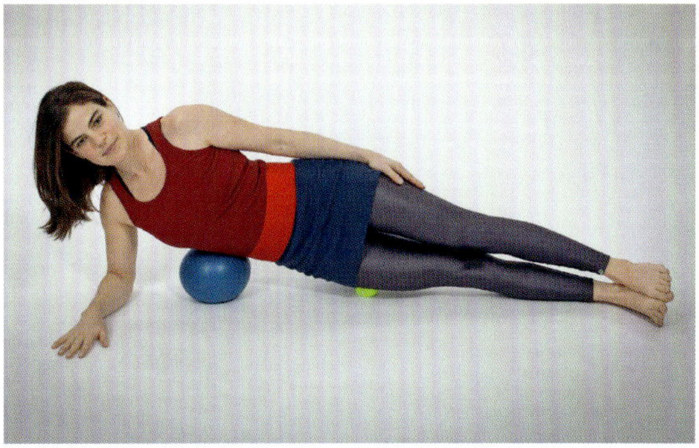

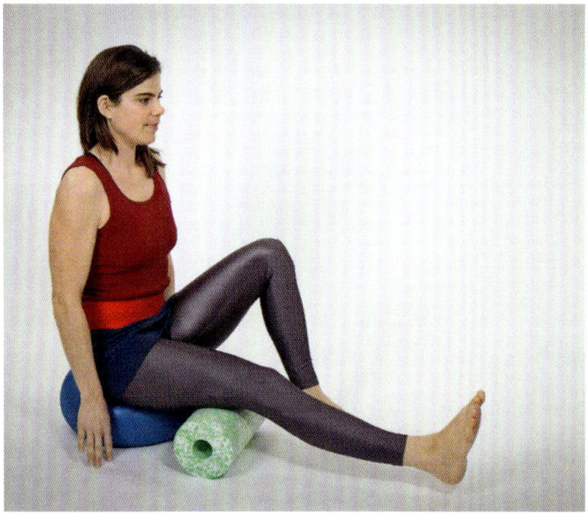

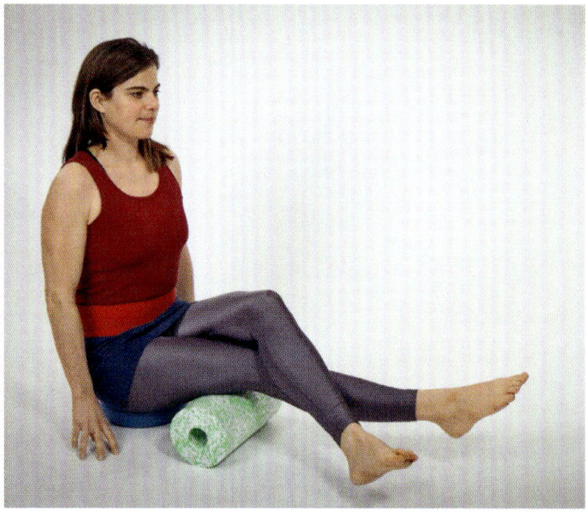

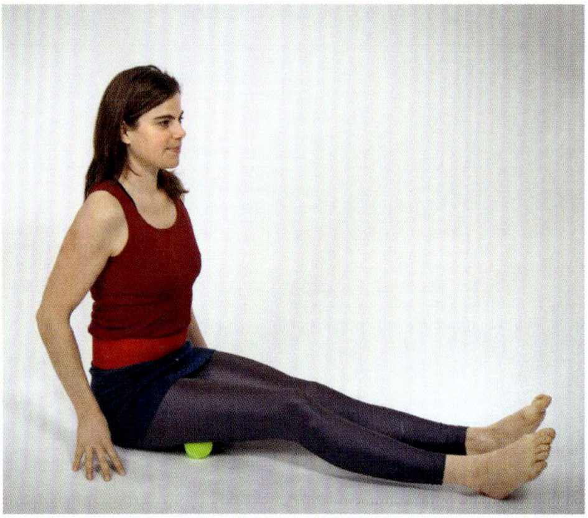

In den Bildern sehen Sie die Massage der Beinmuskulatur mit Rollen und Bällen. Beachten Sie die Position des Gummiballs zur Unterlagerung von Becken oder Oberkörper. Dadurch entlasten Sie Ihre Arme und Schultern.

Zur Verstärkung verweilen Sie auf den diagnostizierten Verhärtungen oder positionieren dort einen harten Ball. Bleiben Sie dort immer eine Minute. Sie werden feststellen, dass Sie viel Arbeit vor sich haben. Ihr Kniegelenk wird aber nach einiger Zeit sehr positiv reagieren. Häufig werden Schmerzen im Kniegelenk durch Verspannungen der Muskulatur ausgelöst. Das ist Ihre Chance!

Die Heiße Rolle

Dieses alte Hausmittel ist eine einfache Methode, Verspannungen und Verhärtungen in Muskulatur und Bindegewebe durch eine Massage mit gleichzeitiger intensiver Wärmeanwendung auf angenehme Weise in den Griff zu bekommen. Feuchte Hitze regt sehr stark den Blutfluss in den Weichteilen an. Sie benötigen dazu drei feste Küchenhandtücher.

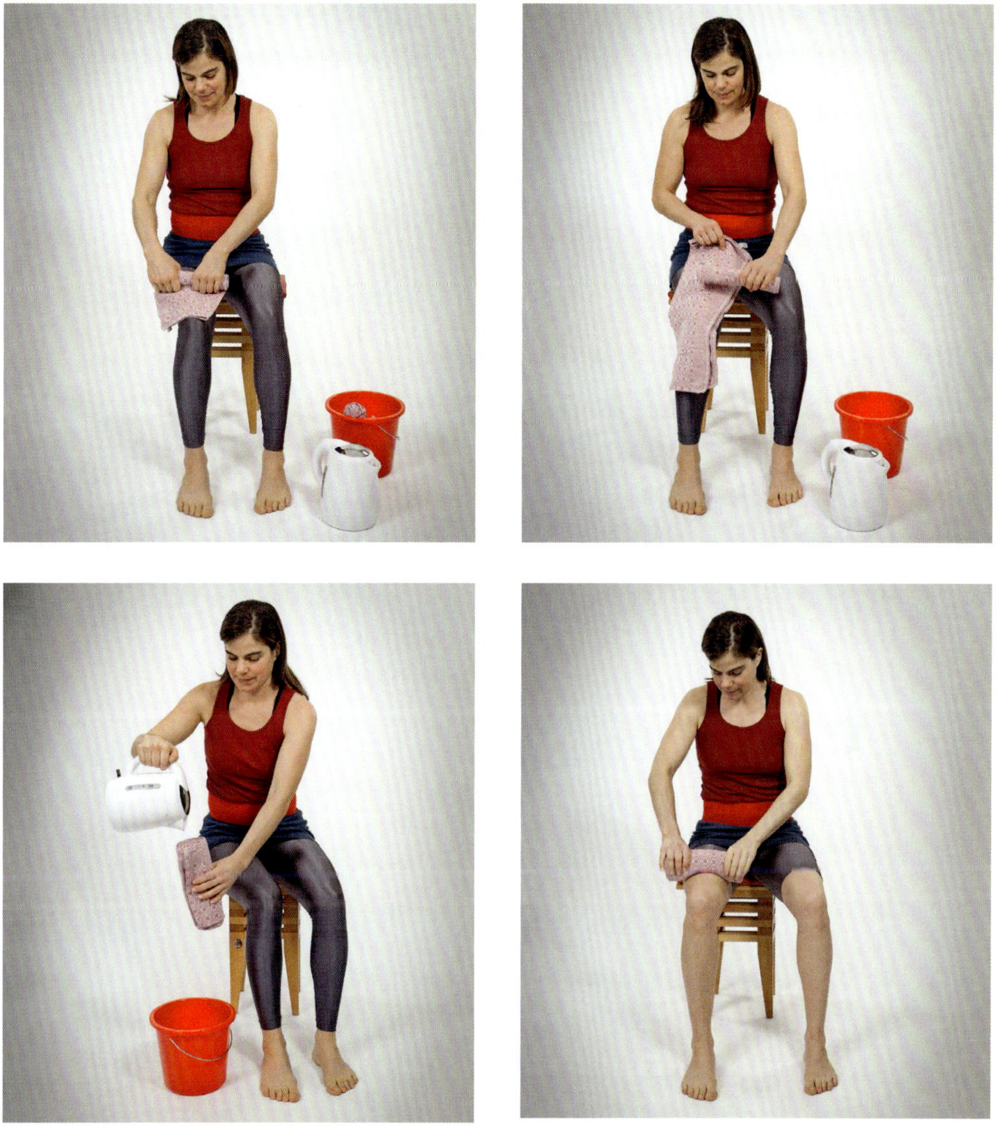

In den Bildern sehen Sie die Fertigung einer Heißen Rolle. Die Massage erfolgt durch Druck und anschließendem Zug des Gewebes. Rollen Sie die abgekühlten Handtücher der äußeren Schicht langsam ab.

Falten Sie die Tücher der Länge nach in der Mitte. Rollen Sie anschließend die drei Handtücher nacheinander zu einer festen Rolle ein. Ziehen Sie sich jetzt zum Schutz vor Verbrennungen Gummihandschuhe an. Gießen Sie vorsichtig kochendes Wasser von beiden Enden in die Rolle. Sie können die Verteilung der Feuchtigkeit an der Außenseite der Rolle sehen. Gießen Sie nur so viel Wasser in die Rolle, dass diese in der Mitte der äußeren Handtuchschicht noch ein bisschen trocken bleibt. Rollen Sie nach der Bereitstellung mit leichtem Druck in die Tiefe der Muskulatur und leichtem Zug der Haut kurz über die verspannten und verhärteten Bereiche.

Die Haut kann nur bis zu einer Temperatur von 41 Grad die Hitze über Ihre Blutgefäße abtransportieren. Deshalb dringt die feuchte Hitze bis in die tieferen Schichten der Weichteile vor und sorgt für eine starke Mehrdurchblutung, die auch an der Haut durch eine deutliche Rötung sichtbar wird. Sobald die Oberfläche der Rolle ihre Hitze verliert, erzielen Sie keine Wirkung mehr. Rollen Sie deshalb die Handtücher langsam ab. Dadurch steht Ihnen immer Hitze zur Verfügung. **Vorsicht!** Ab 44 Grad ziehen Sie sich Verbrennungen zu. Haben Sie aber keine Angst, Sie werden die richtige Dosierung der feuchten Hitze schnell erlernen. Sie können die Massage mit der Heißen Rolle jeden Tag wiederholen. Je öfter Sie verspannte Stellen behandeln, desto besser. Auf keinen Fall dürfen Sie die Rolle bei Entzündungen, Schwellungen und starken Erwärmungen im Bereich des Kniegelenks verwenden.

Kühlung des Knies bei Schwellungen mit Erwärmung

Die richtige Temperatur als Spiegel der Durchblutung und des Stoffwechsels Ihrer Knie ist eine wichtige Voraussetzung für ein gesundes Gelenk. Schwellungen können aufgrund einer akuten Entzündung entstehen, die mit einer erhöhten Temperatur einhergeht oder ohne eine Temperaturerhöhung bereits chronisch geworden ist. Dann sollten Sie auf jeden Fall eine Ärztin oder einen Arzt zur Abklärung aufsuchen. Sie oder er wird nach der Ursache der Entzündung suchen und versuchen, diese nach genauer Diagnosestellung medikamentös zu behandeln und über eine Rezeptausstellung auch eine Physiotherapeutin oder einen Physiotherapeuten zu beauftragen. Nach einer Operation wird Ihr Knie in der Heilungsphase ebenfalls über längere Zeit geschwollen und auch erwärmt sein. Sie können den Heilungsverlauf intensiv unterstützen und beschleunigen. Verfahren Sie immer nach dem Motto: Schwellung und Überwärmung müssen weg! Eine Schwellung führt immer zu Funktionseinschränkungen. Testen Sie deshalb die Temperatur der Haut um das Knie herum mit dem Handrücken. Vergleichen Sie beide Seiten und kühlen Sie nach den auf den nächsten Seiten folgenden Anleitungen, bis beide Seiten eine ähnliche Temperatur aufweisen.

Die besten Möglichkeiten, mittels Kryotherapie (Kältetherapie) auf den Heilungsverlauf einzuwirken und Schwellung oder Überwärmung zu lindern, sind Quarkpackungen oder kurze, wiederkehrende (intermittierende) Eisanwendungen.

Quarkpackung

Sollte Ihr Knie geschwollen und heiß sein, bestreichen Sie die Schwellung direkt auf der Haut mit einer dicken Schicht gekühltem Quark. Umwickeln Sie die Stelle mit einem Tuch. Legen Sie Ihre Beine dazu hoch und lassen Sie die Quarkpackung für eine halbe Stunde einwirken. Entfernen Sie den Quark anschließend mit kaltem Wasser. Wiederholen Sie die Quarkpackung bei einer Entzündung mit Überwärmung möglichst oft.

Anwendungen mit Eis oder Coolpackabreibungen

Kurze, wiederholte (intermittierende) Eisabreibungen sind mit weniger Aufwand als eine Quarkpackung verbunden. Sie können einen Eiswürfel oder ein Coolpack

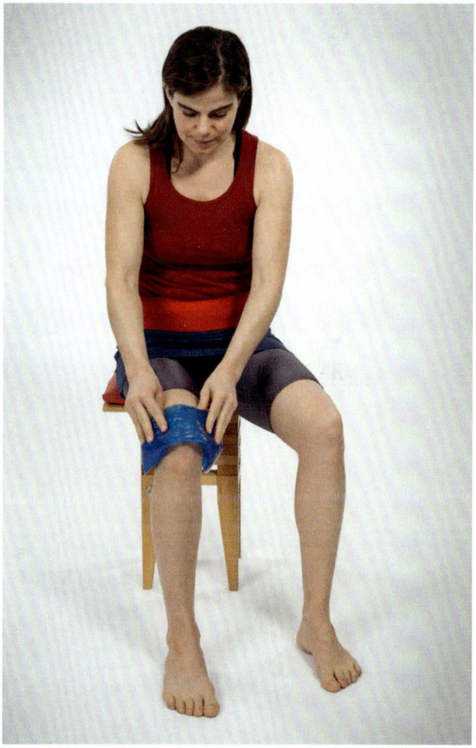

Im Bild sehen Sie das kurze Abreiben mit einem Coolpack.

aus dem Tiefkühlfach verwenden. Reiben Sie die Schwellungen rund um Ihr Kniegelenk kurz ab. Die Haut sollte sich nach der Abreibung ein bisschen kühler, aber nicht eiskalt anfühlen. Sie können diese Vorgehensweise nach einer Pause mehrmals wiederholen. Ihre Knie müssen aber unbedingt vor der Kühlung warm sein. Nie kalt auf kalt! Durch das mehrmalige Kühlen wird der Abtransport von Flüssigkeit aus dem Gewebe angeregt. Längere Kühlung ist nur bei einer akuten Verletzung durch einen Unfall hilfreich. Sie sollten dann zwischen Coolpack und Haut ein Handtuch legen, damit Sie keine Erfrierungen der Haut riskieren.

ÜBUNGEN FÜR DAS KNIEGELENK

Das isolierte Beüben des Kniegelenks ist bei Funktionseinschränkungen nach Verletzungen und Operationen der erste Schritt. Es kann aber auch als Vorbereitung und Aufwärmtraining für die Belastung des Knies beim Gehen oder Laufen erfolgen. Das Training unterscheidet in Mobilisation, Dehnung, Kräftigung, Koordination und Balance.

Da es sehr viele Möglichkeiten für das Training gibt und angepasst an den Zustand der Knie trainiert werden sollte, habe ich am Anfang einfache Übungen im Liegen und Sitzen unter Entlastung des Kniegelenks ausgewählt. Ich werde Ihnen dann Schritt für Schritt anspruchsvollere Aufgaben stellen. Entscheidend für Ihre Auswahl ist Schmerzfreiheit bei und nach der Übung und Ihre Fähigkeit, das Programm mit größtmöglicher Qualität ausführen zu können. Einige Übungen sind auch in meinen Büchern »Gesunde Füße, Schritt für Schritt«, »Hallux valgus – Die besten Übungen zur Selbsthilfe« und »Was tun bei schmerzenden Füßen« enthalten. Sie sind in diesem Buch mit Augenmerk auf das Kniegelenk modifiziert.

Mobilisierung

Die Beweglichkeit des Kniegelenks ist Voraussetzung für ein sinnvolles Dehnungs-, Kraft- und Koordinationstraining. Die Mobilisierung fördert außerdem den Stoffwechsel für die arterielle Versorgung und den venös-lymphatischen Rückfluss und unterstützt dadurch die Heilung. Kniegelenke sollten sich bis 0 Grad zur vollen Streckung und bis etwa 160 Grad zur Beugung bewegen lassen. Bei einer 90-gradigen Beugung im Gelenk kann der Unterschenkel bis zu 10 Grad innenrotiert und bis zu 40 Grad außenrotiert werden. Ist die Beweglichkeit länger als drei Monate eingeschränkt, besteht die Gefahr einer Kapselschrumpfung mit dauerhafter Bewegungseinschränkung.

Die Bewegung der Kniescheibe

Die freie Beweglichkeit der Kniescheibe (*Patella*) ist Grundvoraussetzung für eine volle Beuge- und Streckbeweglichkeit des Knies. Bei Schwellungen des Kniegelenks ist die Bewegung der Kniescheibe deshalb die erste Maßnahme, um eine uneingeschränkte Beweglichkeit wiederherzustellen. Die Bewegung der Kniescheibe dient dabei als eine Art Lymphdrainage für den Abfluss der zu großen Menge an Flüssigkeit im Gewebe. Sollte eine Schwellung auch mit Wärme verbunden sein, sollten Sie diese Übung in der Kombination mit einer intermittierenden Eisanwendung (s. S. 96) ausführen. Vergleichen Sie dazu die Temperatur beider Knie mit dem Handrücken und kühlen Sie bei einer deutlichen Erwärmung eines Knies. Die Knie sollten beide die gleiche Temperatur aufweisen. Führen Sie die Übung aus, sobald Sie auf einem Stuhl sitzen.

Strecken Sie dazu das zu beübende Bein aus. Noch wirkungsvoller ist es, das Bein, wie es im Bett oder auf dem Boden sitzend möglich ist, waagerecht ausgestreckt zu lagern. Sie spüren den scheibenförmigen Knochen der Kniescheibe auf der Oberseite des Knies. Meist ist die Kniescheibe durch die Spannung des vorderen Oberschenkelmuskels auch in der Ruheposition nach oben gezogen.

Drücken Sie nun die Kniescheibe unter bewusster Entspannung des Muskels nach unten in die Ausgangsposition. Bewegen Sie jetzt Ihre Kniescheibe gegen einen leichten Widerstand Ihrer Finger an der Oberkante bei weiterhin gestrecktem Bein langsam auf und ab. Die Kniescheibe muss sich frei bewegen können. Idealerweise bewegt sie sich ein bisschen mehr nach innen als nach außen. Sie können den Widerstand Ihrer Finger dazu nach innen oben geben.

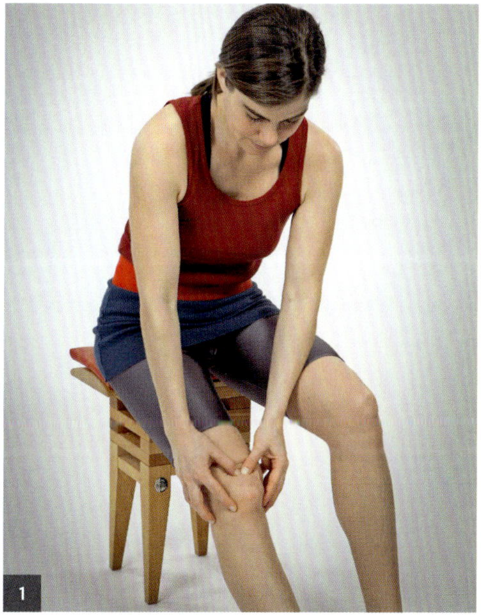
1

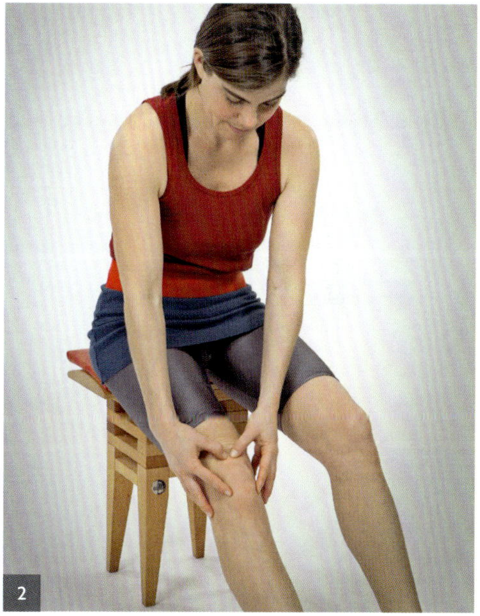
2

1 Im ersten Bild erkennen Sie die nach unten entspannte Kniescheibe.

2 Im zweiten Bild ist die Kniescheibe durch das Anspannen des großen Streckmuskels des Knies nach oben gezogen. Der Widerstand der Finger sollte mehr zur Innenseite gegeben werden.

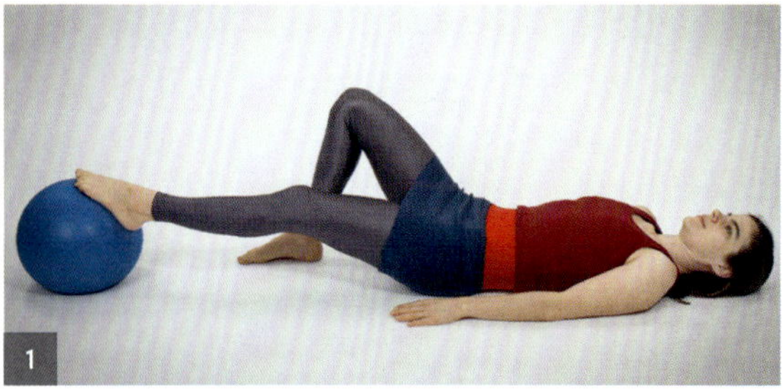
1

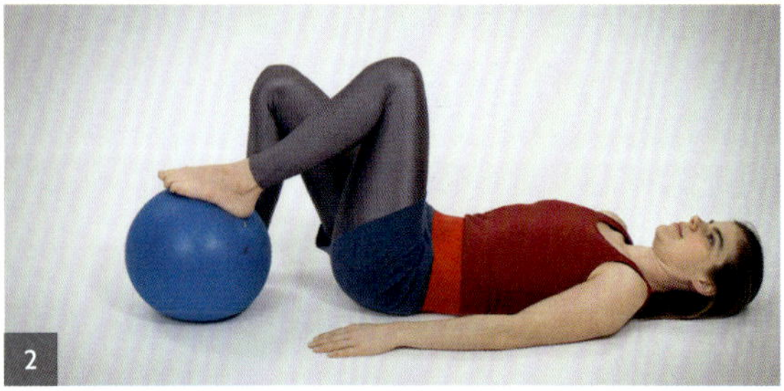
2

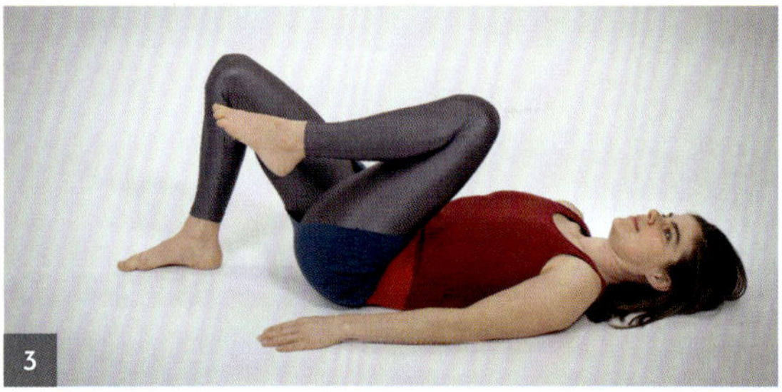
3

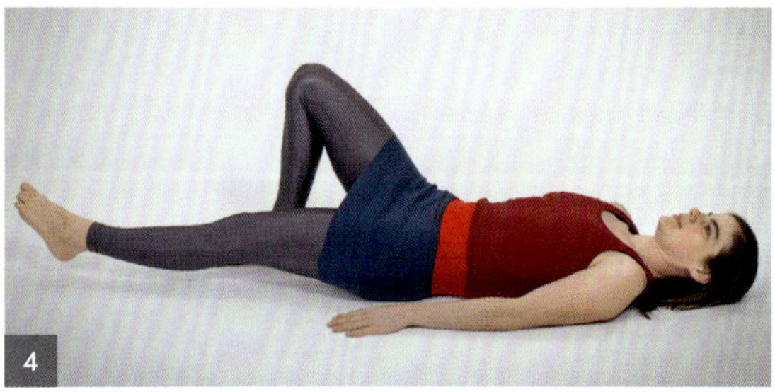
4

1 und 2 In den ersten zwei Abbildungen sehen Sie das Bewegen des Kniegelenks in einer geschlossenen Kette.

3 und 4 Bei den folgenden zwei Abbildungen handelt es sich um eine Übungsabfolge in einer offenen Kette, da das Bein ohne Auflage des Fußes frei im Raum bewegt wird. Achten Sie auf die achsengerechte, endgradige und langsame Ausführung der Übung. Bewegen Sie aber nur im schmerzfreien Bereich.

Das Beugen und Strecken der Knie

Diese Übung eignet sich besonders bei Bewegungseinschränkungen, Schmerzen und Schwellungen (auch nach Operationen). In Kombination mit Eisanwendungen bei Entzündungen mit Wärmeentwicklung erfolgt sie nach der Mobilisation der Kniescheibe. Sie ist aber auch zur allgemeinen Stoffwechselsteigerung geeignet. Das einfache Durchbewegen des Kniegelenks ohne Belastung fördert Beweglichkeit, Blut- und Lymphfluss. Legen Sie sich für die Ausführung auf den Rücken. Stellen Sie ein Bein an und setzen Sie es mit der ganzen Fußsohle auf die Unterlage. Das angestellte Bein soll der Auflagefläche des unteren Rückens Stabilität verleihen. Das übende Bein kann bei Schmerzfreiheit und gutem Gesundheitszustand frei durch den Raum bewegt werden. Sollten Sie eine schmerzhafte Funktionseinschränkung in Ihrem Kniegelenk aufweisen, legen Sie das zu beübende Bein mit der Ferse auf einem weichen luftgefüllten Ball ab. Durch den Kontakt des Fußes mit einem Gegenhalt üben Sie in einer geschlossenen Kette. Das bedeutet, dass beide Enden Ihres Beins, Fuß und Becken, eine Kontaktfläche besitzen. Die freie Bewegung Ihres Beins im Raum wird als offene Kette bezeichnet.

Beugen und strecken Sie nur im schmerzfreien Bereich. Bewegen Sie aber in allen Fällen das Knie, soweit es ihnen möglich ist. Ziehen Sie Ihr Bein langsam aus der Streckung in die Beugung. Achten Sie rauf, dass das Knie nicht nach außen oder innen dreht. Ihr Knie und Ihr Fuß sollten in jeder Bewegungsphase geradeaus zeigen. Ziehen Sie das Knie in Richtung der gleichseitigen Schulter und nicht zu Ihrer Nase. Am Ende angekommen, bewegen Sie Ihr Knie aus der Beugung wieder bis zur vollständigen Streckung. Die genaue Achsenausrichtung Ihres Knies ist für die spätere Integration ins Gehen sehr wichtig.

Häufig ist bei dieser einfachen Übung eine X-Beinstellung zu sehen. Deshalb bevorzuge ich auch die exakte Übung mit einem Bein und in der Folge mit dem Bein der anderen Seite im Gegensatz zum oft praktizierten Radfahren mit beiden Beinen in der Luft. Diese Übung ist nur bei sehr genauer und langsamer Übungsausführung sinnvoll und effektiv.

Dehnung

Im Kapitel »Die Koordination Ihres Körpers beim Gehen« (s. S. 73 ff) finden Sie bereits eine Dehnungsübung in Schrittstellung. Jetzt zeige ich Ihnen Dehnungen für unterschiedliche Muskelgruppen. Denken Sie daran, vor den Dehnungen die verspannten und verhärteten Stellen mit Rollen und Bällen zu bearbeiten. Versuchen Sie, wieder bis zu einem leichten, durchaus angenehmen Zug in Sehnen und Muskeln zu dehnen. Nach 30 Sekunden halten gehen Sie in kleine, schwingende, fließende Bewegungen über. Ein bisschen Zug, wieder entlasten, wieder neuer Zug. An den Umkehrpunkten weich und zart in die entgegengesetzte Richtung bewegen. Denken Sie an das Rekeln einer Katze nach dem Schlafen. Lassen Sie sich für jede Dehnung Zeit. Eine Dehnung sollte mindestens 120 Sekunden oder noch besser 240 Sekunden anhalten. Drei Wiederholungen pro Tag ähnlich dem Zähneputzen sind das Optimum.

Die Dehnung der Rückseite

Sie benötigen für diese Übung einen Gurt. Dieser ist zum Beispiel in Läden mit Yoga-Bedarf zu erwerben. Sie können aber auch jeden anderen längeren Gürtel verwenden.

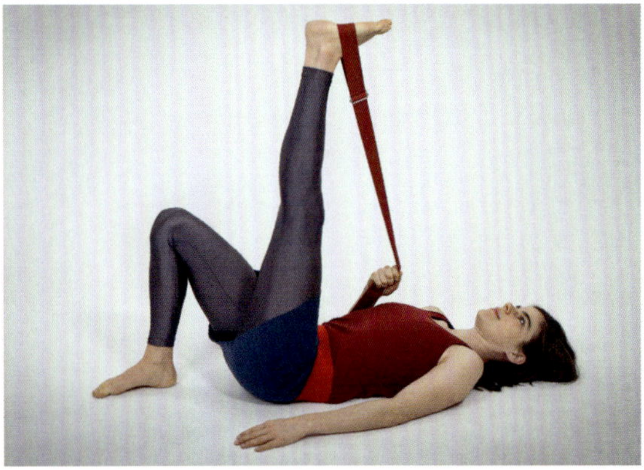

Im Bild sehen Sie die rückenschonende Dehnung der Beinrückseite mit aufgestelltem Fuß.

Legen Sie sich auf den Rücken. Stellen Sie ein Bein mit der Fußsohle auf Ihre Unterlage. Um die Fußsohle des zweiten Beins wickeln Sie Ihren Gurt. Strecken Sie jetzt das gegurtete Bein nach oben zur Decke. Sollten Sie über einen schmerzfreien und gesunden unteren Rücken verfügen, können Sie zur Steigerung der Dehnung das aufgestellte Bein gestreckt auf dem Boden ablegen.

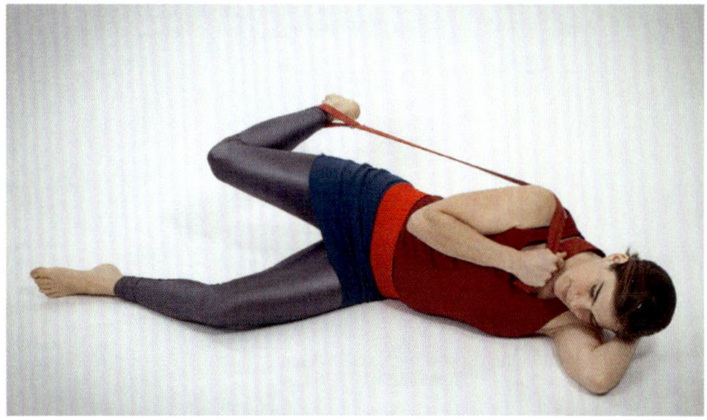

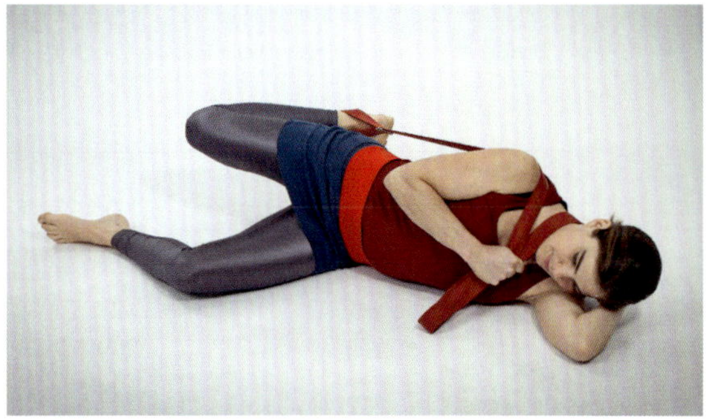

Oben sehen Sie eine stabile Seitenlage durch das rechtwinklige Ablegen des unteren Beins. Die Dehnung des oberen Beins kann dadurch mindestens zwei Minuten entspannt gehalten werden.

Die Dehnung der Vorderseite

Legen Sie sich auf die Seite. Beide Beine sind im rechten Winkel im Hüft- und Kniegelenk gebeugt. Legen Sie wieder einen Gurt um Ihren Fuß. Lassen Sie den Gurt über Ihren Rücken zur Schulter und von dort nach vorne unten zu Ihrer Hand laufen. Ziehen Sie jetzt mithilfe des Gurts Ihr gebeugtes Bein nach unten und hinten. Achten Sie bitte dabei unbedingt auf die aufgerichtete Stellung Ihres Beckens. Gehen Sie nicht in eine Hohlkreuzhaltung. Sie können das Knie zur besseren Entspannung unterlagern. Es dürfen bei der Beugung des Knies keine Schmerzen auftreten.

Kräftigung

Isolierte Übungen zur Kräftigung sind nach Operationen und längeren Ruhigstellungen des Beins sinnvoll. Der Einsatz von Geräten in einem Fitnessstudio kann Ihnen dabei gute Hilfe leisten. Deshalb beschränke ich mich hier auf einfache Übungen, die Sie auch ohne den Besuch eines Studios zu Hause ausführen können. Beachten Sie, dass ein reiner Muskelzuwachs ohne eine anschließende Koordinationsschulung nur die eine Hälfte des Weges zur Gesundung ist. Deshalb folgt nach der isolierten Kräftigungsübung der um das Knie gelegenen Muskulatur die Integration in den Alltag durch das Hinsetzen und Aufstehen von einem Stuhl oder Hocker. Die dynamische Stabilisation der Körpermitte wird die Übungsfolge zum Gehen hin abrunden.

Das Anheben und Bewegen des gestreckten Beins

Die Übung ist einfach in ihrer Ausführung und höchst effektiv für das Kraft- und Stabilisationstraining der wichtigen Oberschenkelmuskulatur des Kniegelenks.
Legen Sie sich auf den Rücken. Stellen Sie ein Bein an und setzen Sie es mit der ganzen Fußsohle auf die Unterlage. Das an-

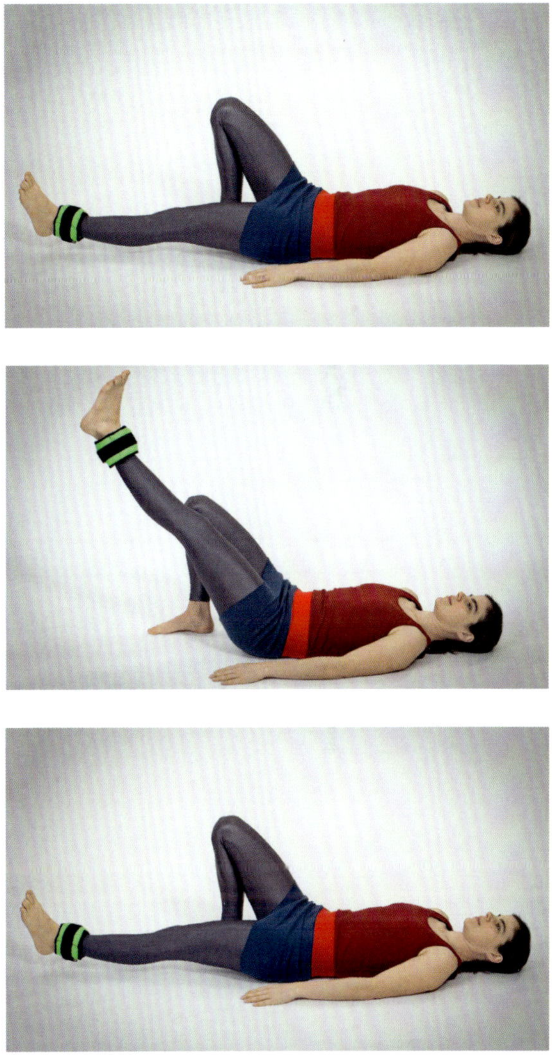

Hier wird das Krafttraining des gestreckten Beins gezeigt. Bewegen Sie bei dieser Übung das Bein langsam in drei unterschiedlichen Bahnen: gerade, nach innen gedreht und nach außen gedreht jeweils auf und ab.

gestellte Bein soll der Auflagefläche des unteren Rückens Stabilität verleihen. Das zu beübende Bein ist ausgestreckt. Befestigen Sie dort ein Übungsgewicht oder ziehen Sie einen schweren Schuh an. Heben Sie das gestreckte Bein sehr langsam in gleichbleibender Geschwindigkeit bis zu einem 45-Grad-Winkel im Hüftgelenk an. Bewegen Sie es dann wieder sehr langsam zurück. Halten Sie kurz vor der Auflage des Beins an (nicht auflegen!) und wiederholen Sie die Hebebewegung. An den Endpunkten der Bewegung – oben und unten – drehen Sie das ganze Bein ein bisschen nach außen und abwechselnd auch nach innen. Es ergeben sich dadurch eine mittlere, eine innengedrehte und eine außengedrehte Bahn in der Hebe- und Senkbewegung. Ihr Knie sollte während allen Bewegungen durch die Streckung verriegelt und stabil sein. Üben Sie langsam, bis ein Gefühl der Ermüdung eintritt. Dann bitte trotz des auftretenden Widerwillens noch weitere drei Male die Bewegung ausführen.

Aufstehen und Hinsetzen

Setzen Sie sich auf einen Stuhl oder die Kante eines Hockers. Bei eingeschränkter Beweglichkeit, Schmerzen im Knie oder schlechtem Trainingszustand Ihrer Beinmuskulatur, wählen Sie eine möglichst hohe Sitzfläche. Legen Sie dazu Decken oder Kissen auf. Bei gutem Befinden sollte die Mindesthöhe von Stuhl oder Hocker einen rechten Winkel im Knie nicht unterschreiten. Beim Sitzen im Alltag muss die Sitzfläche beim Stehen vor Ihren Stühlen und Hockern mindestens auf Kniescheibenhöhe verlaufen.

Ihre Füße und Knie stehen parallel und hüftbreit auseinander. Sie zeigen geradeaus nach vorn. Ihre Fersen befinden sich ein wenig hinter den Knien. Achten Sie auf die möglichst gleichmäßige Auflage der großen und der kleinen Zehe. Verlagern Sie jetzt Ihr Gewicht, ausgehend von Ihrem Brustbein, durch die Beugung im Hüftgelenk nach vorne unten. Beobachten Sie bei der Gewichtsverlagerung Ihre Knie und Füße. Sie zeigen weiter geradeaus. Verteilen Sie Ihr Körpergewicht auf die ganze Fußsohle. Versuchen Sie jetzt, langsam aus der Sitzposition in den Stand zu kommen. Ihre Zehen liegen entspannt auf dem Boden. Wenn Sie Ihren Körperschwerpunkt zu weit nach vorne verlagern, werden sich Ihre Zehen einkrallen. Ist Ihr Schwerpunkt zu weit hinten, ziehen sich Ihre Zehen vom Boden in Richtung Fußrücken nach oben. Kippen und drehen Sie mit den Knien nach innen, wird der kleine Zeh den Bodenkon-

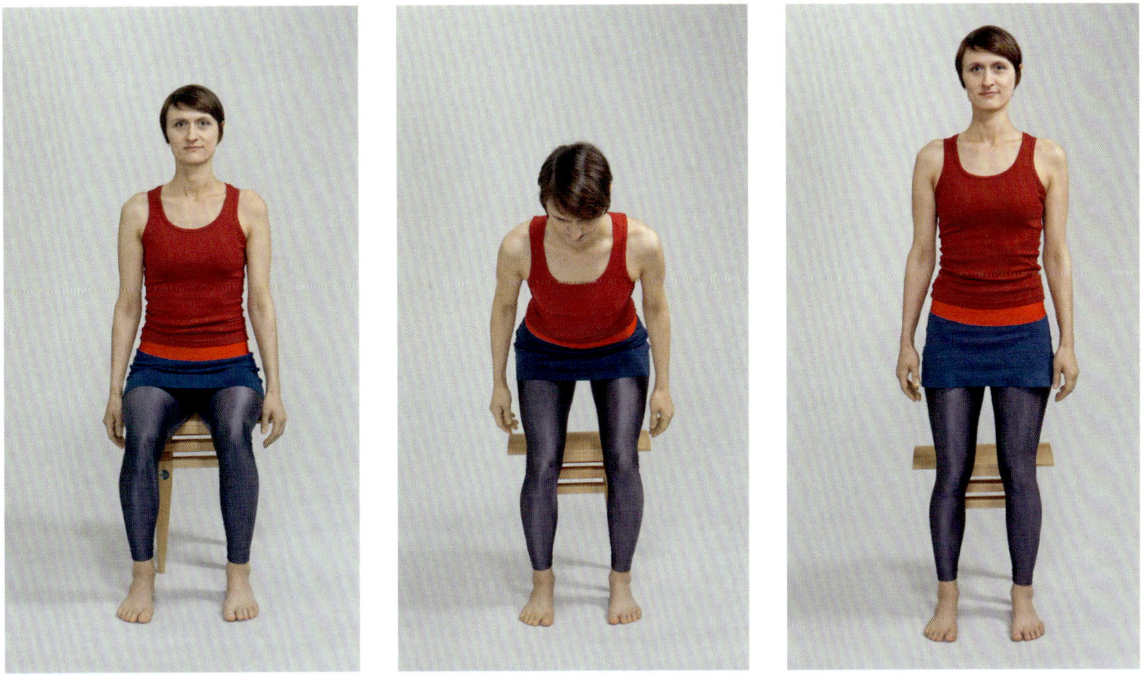

Bei dieser Bilderserie sehen Sie die günstige Schwerpunktverlagerung des Körpers beim Hinsetzen und Aufstehen. Achten Sie wieder auf die gerade Ausrichtung von Füßen und Knien.

takt verlieren. Gelingt Ihnen eine gleichmäßige Verlagerung Ihres Körpers über den Füßen, liegen Ihre Zehen entspannt in der Länge auf dem Boden.

Wiederholen Sie den Bewegungsablauf beim anschließenden Hinsetzen und achten Sie wieder genau auf die Gewichtsverteilung zwischen vorne und hinten und innen und außen auf Ihrer Fußsohle. Durch die gleichmäßige Gewichtsverteilung auf den Füßen trainieren Sie die Kraft der vorderen und hinteren und der inneren und äußeren Beinmuskulatur ausgewogen. Achten Sie auch darauf, beide Beine und Knie mit dem gleichen Gewicht zu belasten. Oft wird nach Verletzungen oder Operationen unbewusst ein Bein oder ein Knie entlastet. Für das gezielte Krafttraining ist diese Übung in Zeitlupe auszuführen. Integrieren Sie diese Übung auch in Ihren Alltag. Sie können bei jedem Aufstehen und Hinsetzen täglich üben.

Die Hockerübung

Nehmen Sie sich einen niedrigen Hocker oder stellen Sie sich vor eine Treppe. Beide Füße und Knie stehen in Schrittstellung hüftbreit und zeigen gerade nach vorn. Bitte auch das am Boden stehende hintere Bein mit seinem Fuß und Kniegelenk gerade nach vorn zeigen lassen! Beobachten Sie Ihre Seiten, von der Fußaußenseite über die Beinaußenseite, das Becken mit den Hüftbeinen bis hoch zu Ihren Achseln. Sie bilden eine möglichst gerade Linie. Steigen Sie jetzt langsam mit dem hinten stehenden Fuß auf den Hocker hinauf. Wackeln Sie nicht mit dem am Boden stehenden Standbein und krallen Sie sich nicht mit den Zehen ein. Das hinaufsteigende Bein zeigt in jeder Phase der Bewegungen mit Knie und Fuß geradeaus. Nach einer kurzen Pause sind Sie so weit, mit dem Bein, das auf dem Hocker steht, wieder nach hinten unten zum Boden zu steigen.

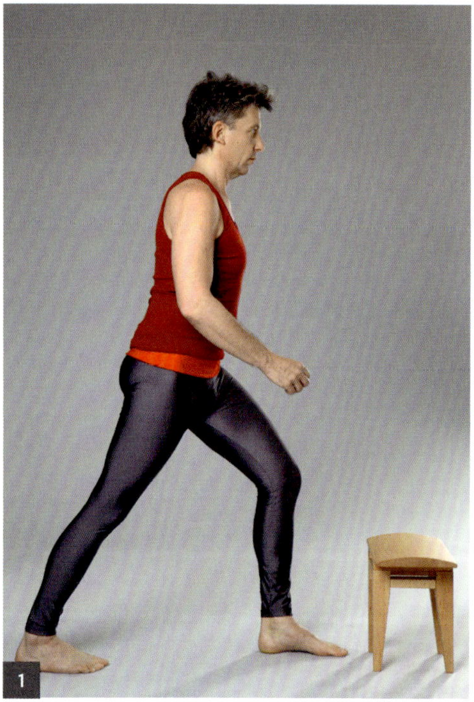
1

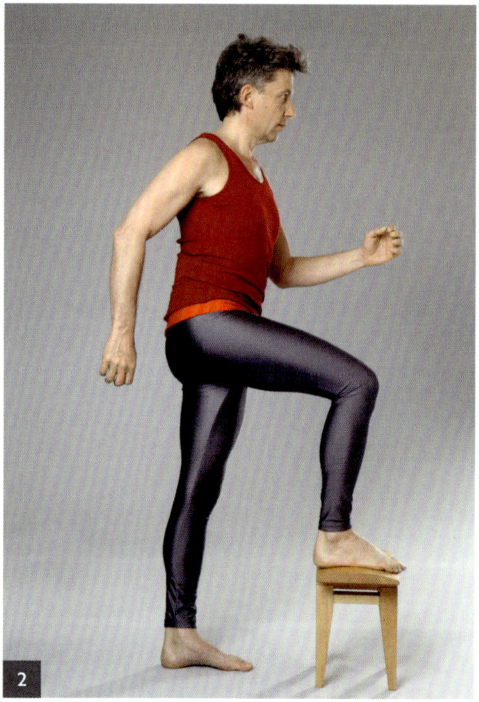
2

Ihr Fuß kommt in Schrittstellung auf dem Boden auf und zeigt wieder geradeaus nach vorn. Steigen Sie wieder nach oben. Wiederholen Sie diese Bewegungssequenz mehrmals. Beobachten Sie die Bewegung Ihres Beckens. Hebt sich Ihr Becken auf der steigenden Seite leicht an? Rollt sich der Bauchnabel ein wenig nach innen? Können Sie auf dem Standbein immer auf den gleichen Stellen Ihrer Fußsohle stehen, ohne dass Ihre Fußaußenseite nach innen oder außen kippt? Zeigen Ihre Knie und Ihre Füße immer geradeaus? Wieder ist die Bewegung in Zeitlupe Ihr bestes Krafttraining. Wählen Sie die Geschwindigkeit nach Ihrem Vermögen. Das erklärte Ziel: Die Balance zu halten und nicht zu wackeln.

1 und 2 In den Bildern sehen Sie das Einüben einer Schrittsequenz. Das Standbein wird stabilisiert und gekräftigt.

3 und 4 Das Spielbein wird in der Ausrichtung von Knie und Fuß in der Dynamik beübt.

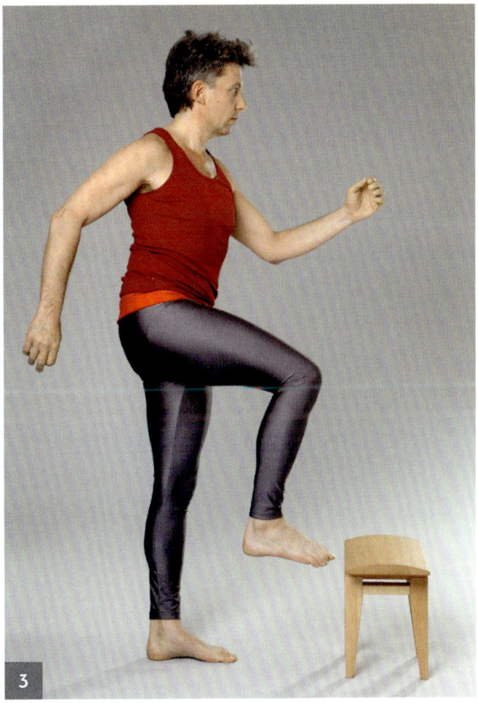
3

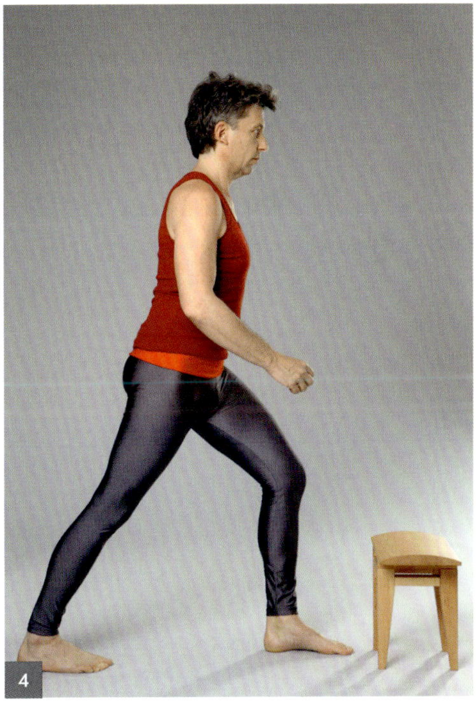
4

Die dynamische Stabilisation des Knies

Die Kraft des Oberschenkels ist nur ein Teilaspekt für die Stabilisation Ihres Knies beim Gehen. Die kommende Übungsfolge dient der dynamischen Stabilisation und Stärkung Ihrer Köpermitte mit Becken, Bauch und unterem Rücken. Sie werden dadurch auch eine große Leichtigkeit des Schwungbeins bei der Gehbewegung gewinnen. Der Impuls des Schwungbeins entsteht in Ihrem Bauch.

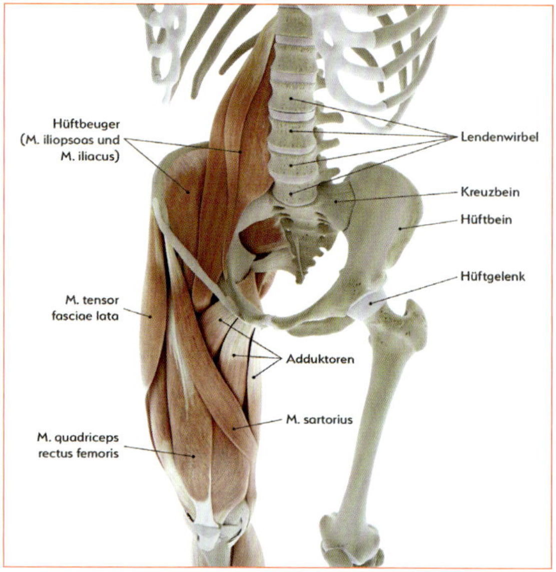

Im Bild können Sie die funktionale Einheit von Oberschenkel und Hüftbeugemuskulatur erkennen. Sie sind zusammen mit der im Bild nicht dargestellten Beckenboden- und Bauchmuskulatur Impulszentrum für die Schwungbewegung des Spielbeins und Stabilitätsanker für das Standbein.

Die Beckenschaukel

Legen Sie sich in Rückenlage auf eine Matte. Stellen Sie Ihre Füße parallel mit angewinkelten Knien auf den Boden. Ihre Füße zeigen geradeaus und sind ungefähr hüftbreit auseinandergestellt. Sie spüren die ganze Fußsohle mit Ihren Zehen auf dem Boden. Ihre Knie befinden sich in einer Linie mit Ihren Füßen und haben den gleichen Abstand wie Ihre Füße. Sie sind nicht nach innen oder außen gekippt. Ihr Becken liegt mit den zwei Hüftbeinen und dem Kreuzbein in der Mitte auf dem Boden auf.

Legen Sie nun Ihre Hände auf die Hüftbeinknochen Ihres Beckens. Stellen Sie sich Ihr Becken als eine große Kugel vor. Sie schieben mit Ihren Füßen die Kugel Ihres Beckens an. Ihr Becken rollt, und Ihr unterer Rücken mit den gut beweglichen Wirbeln berührt dadurch sanft den Boden. Rollen Sie wieder zurück. Im unteren Rücken entsteht wieder ein kleiner hohler Bogen.

Gut zu wissen: Damit Sie den unteren Rücken in den Bildern gut beobachten können, hat das Fotomodell die Hände

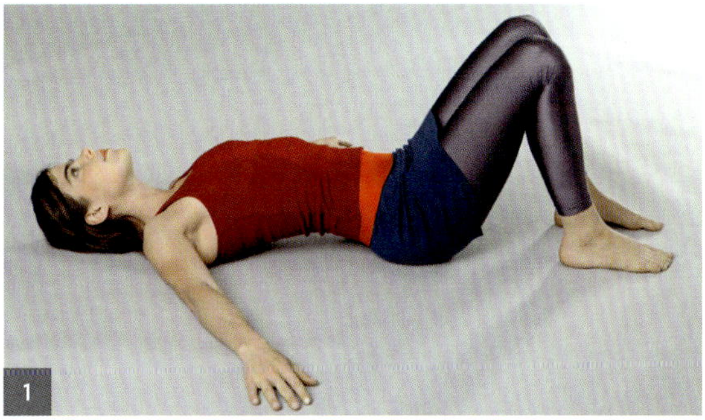

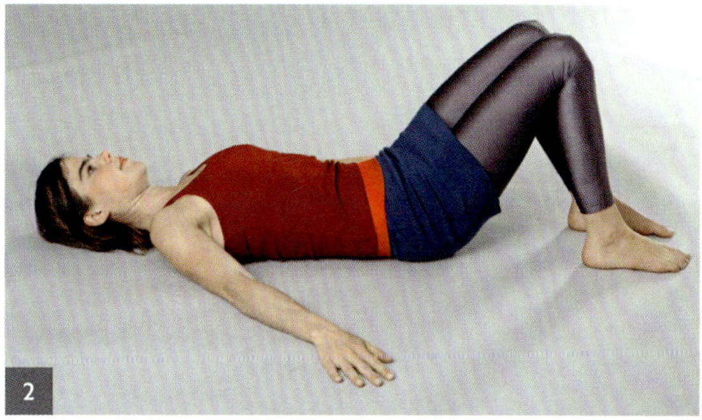

1 Das erste Bild zeigt zur besseren Sichtbarmachung der Ausgangsstellung eine starke Hohlkreuzposition.

2 Das zweite Bild zeigt die Postion mit schiebenden Füßen und dem dadurch entstehenden aufliegenden Rücken.

seitlich abgelegt. Die Bewegung sollte nicht zu groß sein und ohne Kraftaufwand ausgeführt werden, da Sie das Gehen üben. Gehen bedeutet schwingen und mit möglichst wenig Anstrengung den Körper rhythmisch durch Raum und Zeit zu bewegen. Heben Sie Ihr Becken bitte nicht als Ganzes nach oben, sondern rollen Sie es mit seinem ganzen Gewicht über den Boden.

Im Moment der Auflage Ihres unteren Rückens wird der Beckenboden in Richtung Bauchnabel gezogen und gewinnt Spannung. Beim Zurückrollen in den Bogen entspannt er sich. Wiederholen Sie die Übung so lange, bis sich eine langsame rhythmisch-fließende Bewegung einstellt. Sie können sich die Bewegung als Ausrollen eines Teigs mit einem Nudelholz unter Ihrem Kreuzbein vorstellen.

Beobachten Sie den Bewegungsimpuls: ausgehend von Ihren Fußsohlen über Ihr rollendes Becken die Wirbelsäule hinauf bis zu Ihrem Hinterkopf. Ihr Nacken sollte sich in die Länge bewegen können. Läuft der Impuls die ganze Körperrückseite nach oben und wieder zurück? Können Sie sich selbst wiegen und schaukeln?

Das Training der Bauchmuskulatur

Ihr Becken liegt weiter mit den zwei Hüftbeinen und dem Kreuzbein in der Mitte auf dem Boden auf. Jetzt ziehen Sie beide Knie an Ihren Bauch. Die Füße stehen nicht mehr auf dem Boden. Vielleicht möchten Sie in einem ersten Impuls Ihre Knie fest-

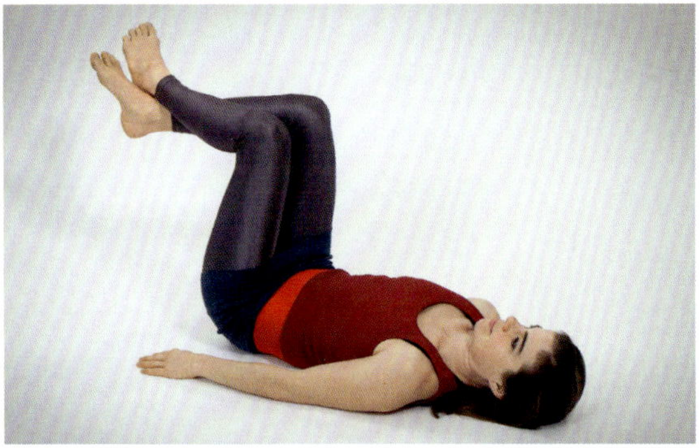

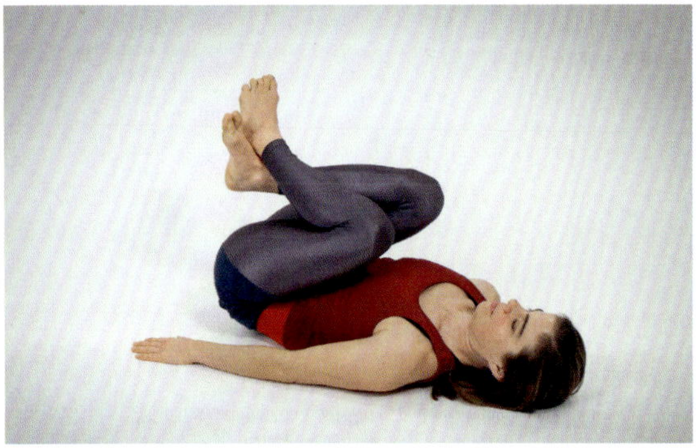

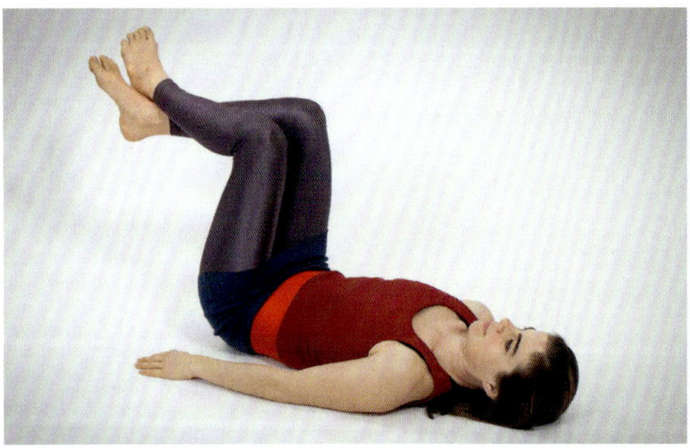

Auf den drei Bildern sehen Sie die gerade Ausführung des Bauchmuskeltrainings.

halten, da es für Ihren Bauch anstrengend sein kann, die Beine in dieser Lage zu halten. Legen Sie Ihre Hände aber auf dem Boden ab, ohne gegen den Boden zu drücken. Jetzt vollziehen Sie die vorige Übung der Beckenschaukel ohne den Impuls Ihrer Füße. Das langsame Einrollen des Beckens wechselt mit einer kleinen Bewegung des Loslassens. Beim Loslassen sollte Ihr unterer Rücken aber keinesfalls in eine Hohlkreuzstellung geraten. Sie trainieren dadurch auf sehr schonende Weise Ihre Rumpfstabilität. Ihre Knie werden in der anschließenden Umsetzung beim Gehen durch den Impuls von Bauch und Becken und ohne große Anstrengung nach vorne schwingen. Zur Intensivierung des Trainings können Sie auch Ihren in den verschränkten Handschalen und eng geschlossenen Armen geschützten Kopf nach oben ziehen. Versuchen Sie dabei, Ihren Nacken zu entspannen und das Gewicht des Kopfes durch den Zug der Ellenbogen in Richtung Knie anzuheben. Weiteratmen nicht vergessen! Bleiben Sie in dieser Position, bis ein leichtes Zittern der Bauchmuskulatur beginnt. Legen Sie dann den Kopf ab und stellen Sie die Beine auf den Boden.

Wie viele Wiederholungen sind nötig? Darauf gibt es eine einfache Antwort: Je öfter,

je länger und je langsamer in der Bewegungsausführung Sie Ihren Bauch trainieren, desto schöner wird er.
Die Zusammenarbeit der Muskulatur von Becken und Bauch ist entscheidend für eine entspannte vordere Oberschenkelmuskulatur. Arbeitet Ihre Hüftbeuge- und Bauchmuskulatur beim Gehen nur wenig mit und kann sich die untere Rückenmuskulatur nicht entspannen, wird vor allem die vordere Oberschenkelmuskulatur überanstrengt und entwickelt sich zu kräftig. Die im Vergleich zur Rückseite zu kraftvolle vordere Muskulatur führt zu einem Ungleichgewicht bei der Stabilisation Ihrer Kniegelenke und zieht zudem Ihr Becken in eine Hohlkreuzhaltung.
Da Sie zwei Beine besitzen und immer nur ein Bein und dann das andere Bein nach vorne schwingen, beüben Sie jetzt bitte auch die schräge Bauchmuskulatur. Ziehen Sie dafür mit Ihren gebeugten Knien einmal zur rechten und dann zur linken Schulter. Bleiben Sie mit dem Schultergürtel stabil. Nur die Beine kippen ein wenig zur Seite. Geben Sie bei der Rollbewegung zur zentralen Auflage auf der Mitte des Kreuzbeins mit dem Heranziehen der Beine immer wieder ein bisschen nach und starten Sie von vorne. Zur Steigerung der Intensität verfahren Sie wie beim Training

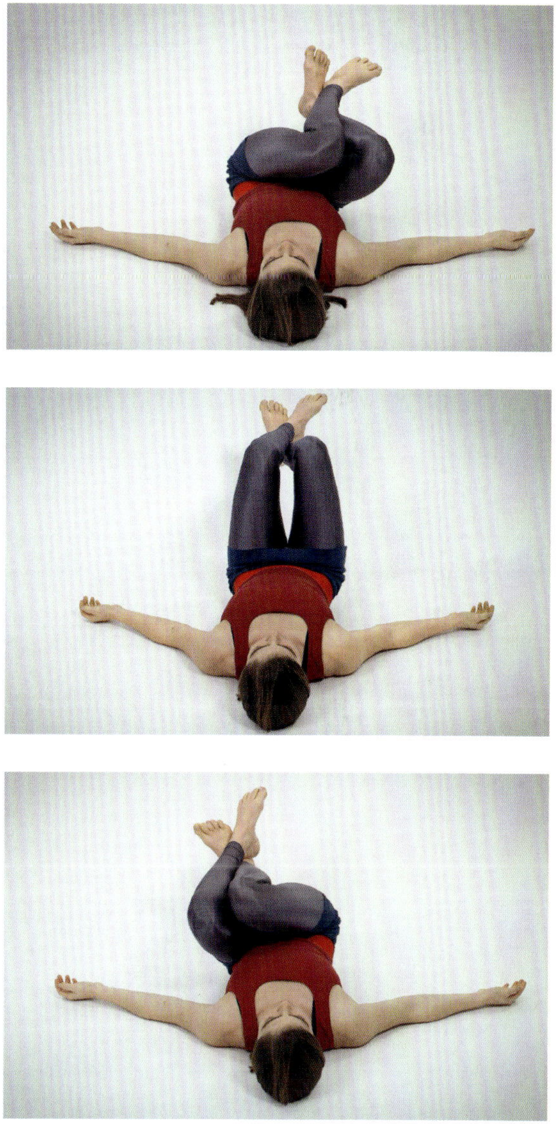

Auf diesen drei Bildern sehen Sie das Training der schrägen Bauchmuskulatur in der sanften Variante.

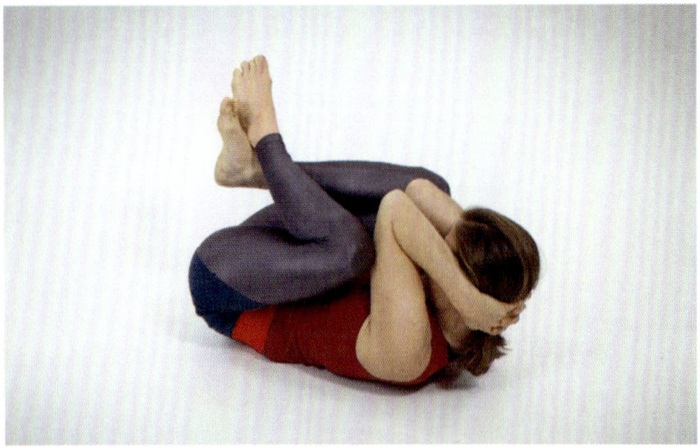

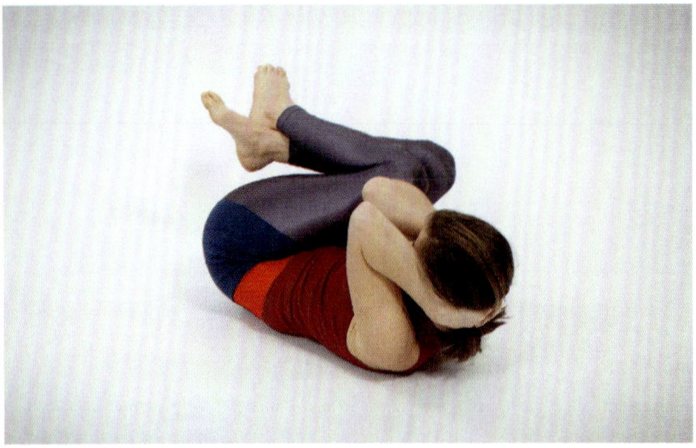

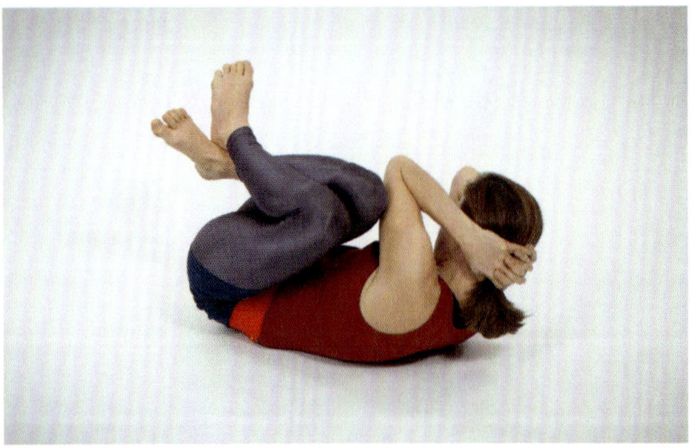

Auf diesen drei Bildern ist die gesteigerte Trainingsform mit von den Armen nach oben gezogenem Kopf zu sehen.

mit der geraden Übungsausführung geschildert.

Die Integration ins Gehen

Stellen Sie sich jetzt hin. Sie werden nun die dynamische Stabilisation der Kniegelenke mithilfe von Beckenschaukel und Bauch im Stehen und Gehen üben.

Sie beginnen im Einbeinstand. Legen Sie zwei Finger einer Hand zwischen Bauchnabel und Schambein. Tasten Sie mit der anderen die Wirbelsäule Ihres unteren Rückens und suchen Sie den Punkt der größten Schwingung nach innen. Legen Sie dort die Hand auf der Wirbelsäule ab. Sie sind jetzt ein Puppenspieler. Stellen Sie sich vor, zwischen Ihren beiden Händen in der Mitte des Beckens liegt das Spielkreuz. Es hat mit seinen Fäden eine direkte Verbindung zu Ihrem Knie. Durch die Kippbewegungen des Spielkreuzes wird Ihr Knie angehoben und abgesenkt.

Gehen Sie nach dem Üben im Einbeinstand los. Versuchen Sie, die Bewegung der Beckenschaukel ins Gehen zu integrieren. Der Schwung des Spielbeins entsteht in Ihrem Becken- und Bauchraum. Ihre Füße müssen jetzt im Gegensatz zur vorhergehenden Übung im Einbeinstand nur noch minimal über dem Boden angehoben werden.

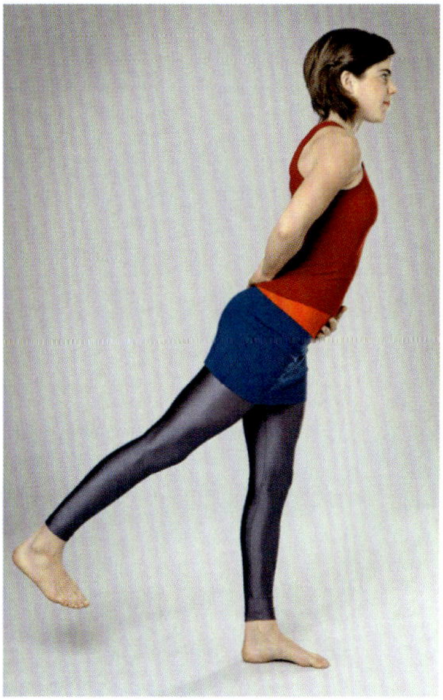

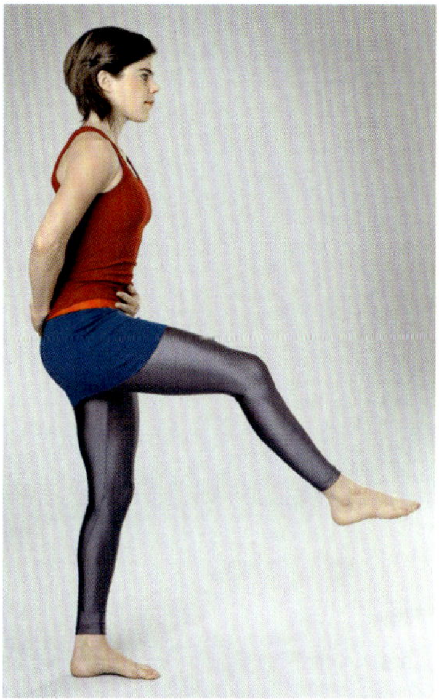

Hier sehen Sie die Bewegung der Beckenschaukel im Stehen, als Schwungbewegung für Ihr Bein. Die Muskulatur von Bauch und Becken bewegt Ihr Knie.

Auf den unteren drei Bildern können Sie das Anheben der Knie mit Becken- und Bauchmuskulatur auch am Verlauf des roten Gürtels sehen.

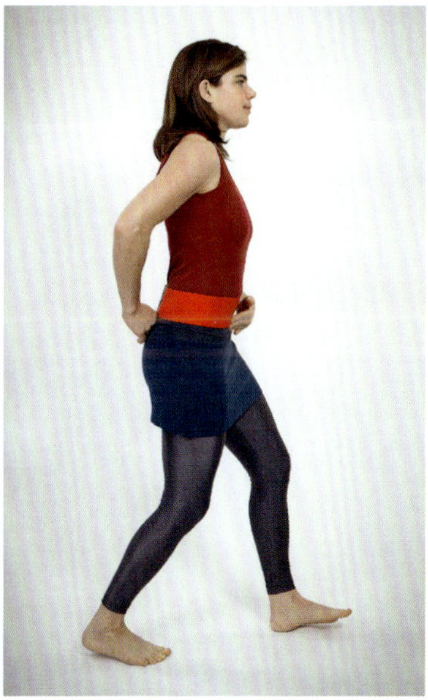

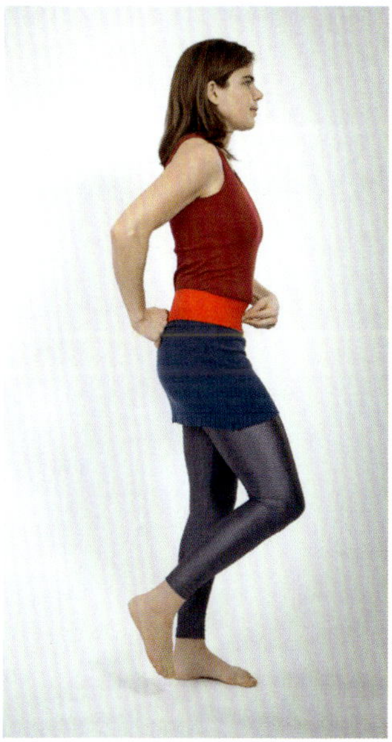

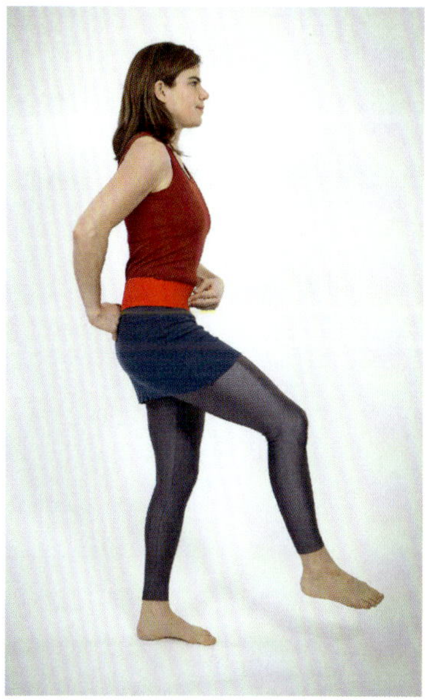

Koordination, Kraft und Balance

Koordinations- und Balanceübungen sind für ein lebenslang gesundes Kniegelenk ein wichtiger präventiver Baustein. Sie sind anspruchsvoll und fordernd. Sie sind deshalb nur bei Schmerzfreiheit und bei einem guten Gesundheitszustand Ihres Knies sinnvoll. Für Ihr Knie bedeutet Koordinations- und Balancetraining ein Üben der Zusammenarbeit von Fuß und Becken. Die beiden Enden des Beins bestimmen über die Stellung des Knies mit seiner Scharnierfunktion für das Bein. In allen Phasen ist die gerade Ausrichtung das Ziel.
Durch das lange Stehen ist auch ein hoher Einsatz der Muskulatur erforderlich. Dies werden Sie sicherlich nach kurzer Zeit bemerken. Balancetraining ist gleichzeitiges Geschicklichkeits- und Krafttraining.

Training auf der Balancierscheibe

Sie benötigen eine im Handel zu erwerbende Balancierscheibe aus Holz (z. B. von der Firma Pedalo oder Mishu). Der harte Untergrund des Holzes ist für eine exakte Ausführung der Übung sehr gut geeignet. Auf weichen Gummipads oder Matten versinken Sie, und meist wird der Fuß dabei ungünstig gespreizt.
Platzieren Sie die Scheibe auf einer rutschfesten Gummimatte oder Gymnastikmatte. Bei großer Unsicherheit üben Sie bitte in der Nähe einer Wand oder schaffen Sie sich andere Haltemöglichkeiten, um einen Sturz zu vermeiden. Sollten Sie noch keine Balancierscheibe besitzen, können Sie die Übung am Anfang auch ohne Scheibe auf dem Boden stehend ausführen. Die Kontrolle der Übungsausführung mit einem Spiegel ist günstig.

Der Spurfinder

Diese Übung simuliert mit der Lastaufnahme des Knies eine Teilbewegung des Gehens. Sie trainieren Gleichgewicht, Stabilität und die gerade Ausrichtung des Knies. Legen Sie die Balancierscheibe auf den Boden. Stellen Sie sich in Schrittstellung mit dem vorderen Fuß auf die Scheibe. Das Knie ist leicht gebeugt. Das hintere Bein ist gestreckt. Beide Füße und Knie zeigen geradeaus. Vergleichen Sie die Situation mit der Landung des vorderen Fußes beim Gehen. Ihr Becken ist durch die Schrittstellung leicht gedreht. Der Oberkörper mit den Armen dreht gegensinnig. Der Schwerpunkt Ihres Körpers befindet sich am Anfang der Übung hinter

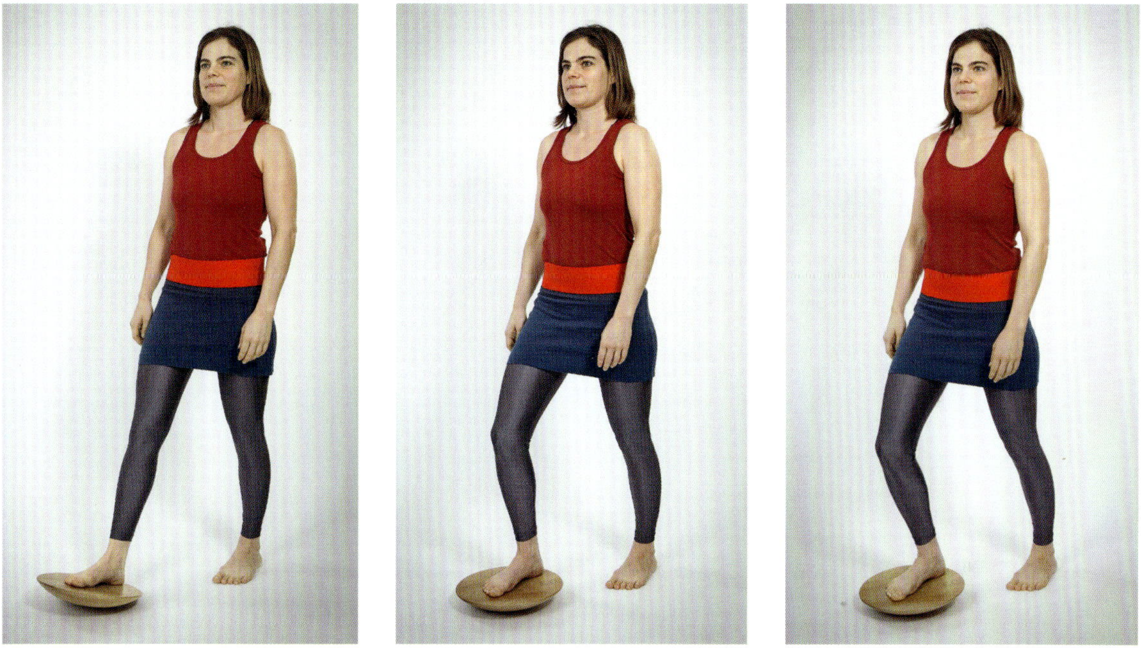

Auf diesen Bildern sehen Sie die Schwerpunktverlagerung des Körpers von hinten nach vorne. Durch diese Bewegung wird die Balancierscheibe nach vorne gekippt. Wieder gilt es, die gerade Ausrichtung von Knie und Fuß zu beachten.

der Scheibe. Die Scheibe zeigt deshalb mit ihrer Oberseite gekippt zu Ihnen.

Neigen Sie jetzt Ihren ganzen Körper ausgehend von Ihrem Herzen langsam nach vorne, ohne das Hüftgelenk oder die Wirbelsäule zu beugen. Durch die Vorwärtsbewegung wird die Balancierscheibe zur gegenüberliegenden Seite nach vorn gekippt. Ihr vorderes Kniegelenk bewegt sich dabei weiter in die Beugung. Bewegen Sie sich wieder in die Ausgangsstellung zurück. Wiederholen Sie die Übung, bis Sie eine rhythmische Bewegung nach vorne und hinten bei gleichzeitiger gerader Ausrichtung von Knie und Fuß beherrschen.

Der Einbeinstand auf der Balancierscheibe

Mit dieser Übung trainieren Sie Gleichgewicht, Bewegungskoordination und Kraft. Sollten bei der vorhergehenden Übung große Schwierigkeiten bei der Balance

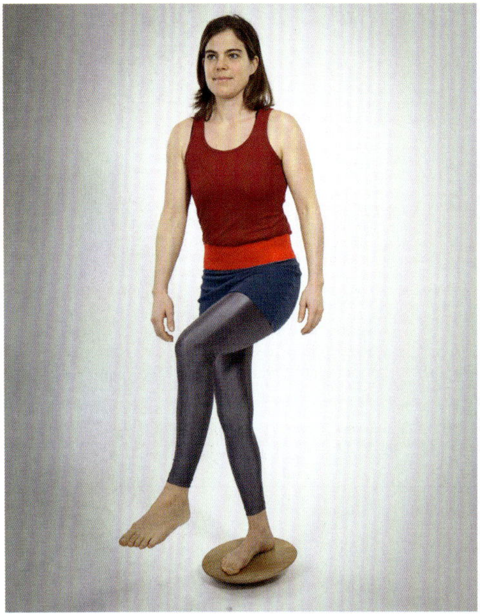

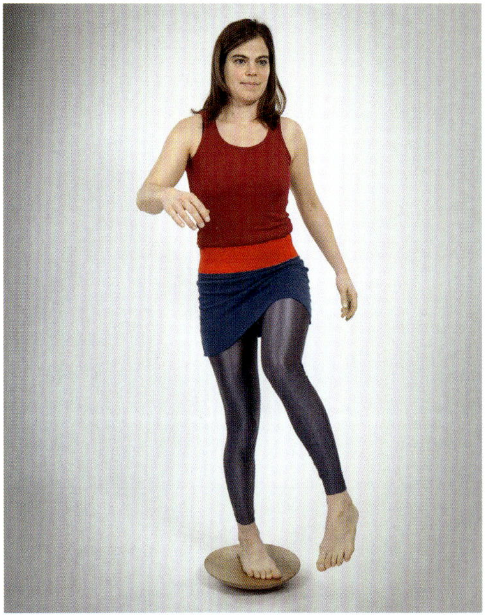

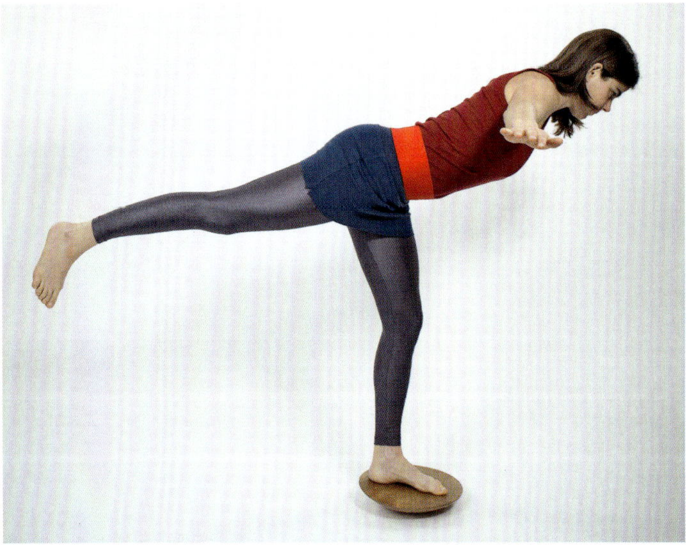

Auf dem oberen linken Bild sehen Sie die koordinierte Übungsausführung. Vorsicht! Im Bild rechts oben zeigen beide Knie nach innen.
Auf dem unteren Bild können Sie die hohe Kunst der Balance erkennen.

aufgetreten sein, üben Sie bitte am Anfang ohne Scheibe. Ziel der Übung ist es, nicht zu wackeln, da jede Seitwärtsbewegung Ihres Knies zu Scherkräften und damit zu einer ungünstigen Lastenverteilung in Ihrem Kniegelenk führt. Fühlen Sie sich wie eine Seiltänzerin oder ein Slackliner!

Stellen Sie sich mit einem Fuß auf die Mitte der Balancierscheibe. Das andere Bein wird frei angehoben. Es ist in der Ausgangsstellung in Hüft- und Kniegelenk im rechten Winkel gebeugt. Fuß und Knie des angehobenen Beins sind für Sie sichtbar vor Ihnen. Versuchen Sie nun, beide Knie und Füße wieder geradeaus zeigen zu lassen. Auf der gehobenen Spielbeinseite ist auch das Becken angehoben und steht dadurch höher als auf der Standbeinseite. Versuchen Sie, auf der angehobenen Seite das Knie ein wenig nach vorne zu schieben. Spannen Sie den Bauch in einer kleinen Einrollbewegung des Beckens ein klein wenig an. Der Bauchnabel zieht etwas nach innen. Weiteratmen nicht vergessen! Sollten Sie jetzt ruhig stehen, simulieren Sie die Gehbewegung des freien Spielbeins von vorne zurück und wieder nach vorne. Das Knie des Standbeins wird dabei leicht gebeugt und wieder gestreckt. Nicht wackeln! Übrigens: Je langsamer Sie die Bewegung ausführen, desto anstrengender und kräftigender ist sie für Ihre Muskulatur.

Der Sprung

Die Ausführung eines Sprungs ist von hohen Kräften und Risiken geprägt. Deshalb ist diese Übung nur bei gesunden Kniege-

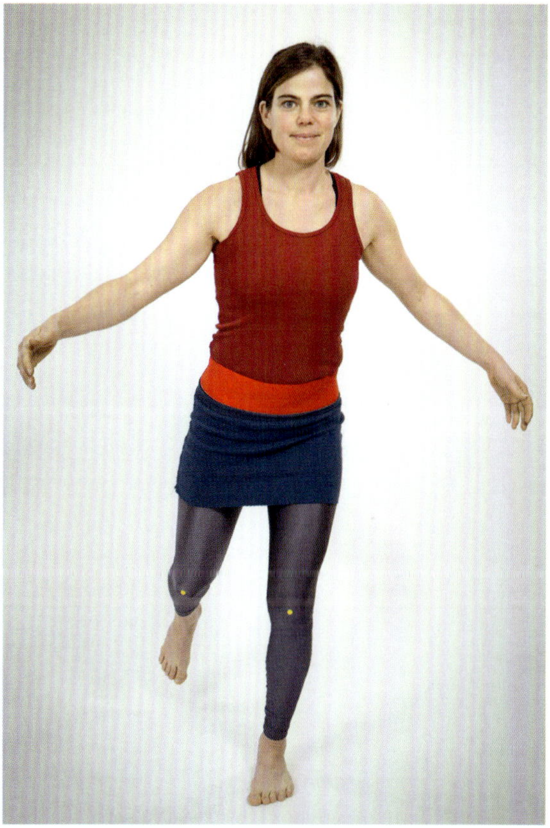

Dieses Bild zeigt die Landung auf einem Bein. Knie und Fuß zeigen exakt geradeaus.

lenken und einem guten Trainingszustand sinnvoll. Sie ist für Menschen mit einer guten Koordination eine Simulation für die große Herausforderung der Steuerung des Knies beim Hinabgehen oder bei sportlicher Belastung.

Stellen Sie sich in Schrittstellung. Beide Füße und Kniegelenke zeigen geradeaus. Beachten Sie vor allem die Stellung des hinteren Beins. Springen Sie jetzt mit dem hinteren Bein nach vorne und landen Sie dabei auf dem vorderen Fuß im Einbeinstand. Das Kniegelenk des landenden Beins sollte federnd nachgeben. Der Fuß und das Knie zeigen exakt geradeaus. Jetzt springen Sie mit Ihrem zweiten Bein nach vorne. Es ist weniger belastend und einfacher, kleine Sprünge zu wagen. Passen Sie die Länge Ihres Sprungs an Ihre Fähigkeit zur Koordination und den Zustand Ihrer Knie an.

Oberstes Motto: Das belastete Knie darf nicht zur Seite ausweichen.

STOFFWECHSEL, KOORDINATION UND KRAFT

Spaß und Freude an der Bewegung ist die beste Motivation für Ihr Training. Mit einem Lächeln auf den Lippen werden Sie bereit sein, oft und ausdauernd zu üben. Dies ist die entscheidende Voraussetzung für gute Koordination, Kraft und Heilung.

Ich möchte jetzt auf Trainingsmethoden für Ihr Kniegelenk eingehen, die in der Lage sein können, Ihnen immer wieder ein Lächeln auf die Lippen zu zaubern. Sollten Sie ohne Spaß und Freude trainieren, Ihren Körper lediglich in seiner Leistung optimieren, steigt Ihr Verletzungsrisiko. Ihnen fehlt die Lockerheit. Wenn Sie Kinder oder auch Tiere beobachten, können Sie das Wesen der Kraft und guter Koordination genau erkennen: Elastizität, Schwingungsfähigkeit und Freude. Sind die Übungen für Sie mit Freude verbunden, werden Sie bereit sein, oft und ausdauernd zu trainieren.
Aber auch bei jedem Training mit Spaß gilt es, das richtige Maß zu erkennen. Dies fällt uns aufgrund von häufigem andauerndem Bewegungsmangel und gleichzeitiger hoher Leistungsorientierung im Alltag nicht leicht. Versuchen Sie deshalb, auch Ihren inneren Gemütszustand in Ihr Training einzubeziehen. Ein regelmäßiger Spaziergang, eine Fahrradfahrt an der frischen Luft, ein Schwimmbad oder Seebesuch können Ihnen helfen. Die Bewegung des Kniegelenks unter Entlastung ist vor allem bei bereits aufgetretenen Problemen und Schmerzen sinnvoll.

Fahrradfahren

Das Fahrradfahren stellt bei guter Koordination eine nahezu perfekte Bewegung für die Ernährung der Knorpelflächen Ihres Kniegelenks dar. Das Gelenk wird bewegt und gleichzeitig entlastet. Radeln ist deshalb bei hohem Körpergewicht, nach Operationen und Ruhigstellungen, aber auch zur Prävention der Arthrose sehr sinnvoll.
Beim Gehen ist Ihr Knie bei jedem Schritt einer heftigen Stoßbelastung ausgesetzt. Durch die permanente Auflage des Fußes auf dem Pedal fällt diese Belastung weg. Sie üben in einer geschlossenen Muskel- und Faszienkette. Durch die Abnahme des belastenden Gewichts des Körpers über den Sattel und den Lenker ist das Gelenk wesentlich niedrigeren Kräften ausgesetzt. Entscheidend für die gesunde Stimulation des Stoffwechsels Ihrer Weichteile ist Ihre Koordination, die auf Ihren Körper angepasste Einstellung des Fahrrads, eine sinnvolle Schuhwahl und ein auf Ihre Kraftverhältnisse abgestimmtes Training. Sie können je nach körperlichem Zustand ein Standfahrrad, ein Straßenfahrrad oder ein E-Bike verwenden.

Die Einstellung des Fahrrads

Stellen Sie den Vorderfußballen auf das

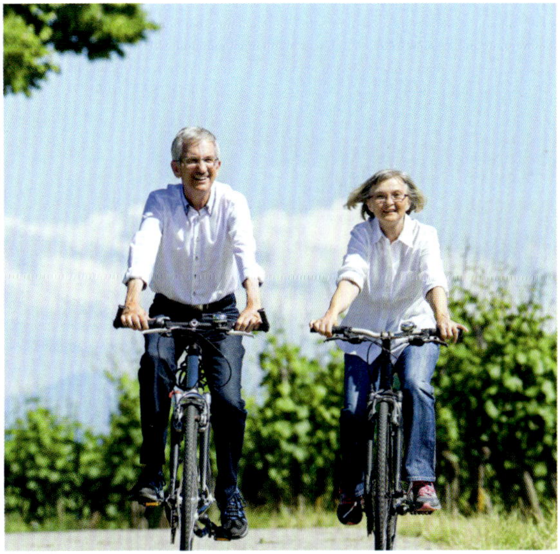

untere Pedal. Aufrecht auf dem Sattel sitzend darf das Knie nicht vollkommen gestreckt sein. Der Sattel sollte waagerecht stehen. Die Sattelspitze sollte 2-5 cm lotrecht hinter der Tretlagerachse sein, der Wert hängt von Sattelform und -länge ab, ebenso von der Rahmengeometrie. Ist der Sattel zu weit vorn, rutschen Sie leicht vom Sattel. Ist er zu weit hinten, nimmt die Druckbelastung der Kniescheibe zu.

Der Lenker sollte tiefer als der Sattel stehen, da ein Teil Ihres Körpergewichts dann von Becken und Beinen auf Hände und Schultern verlagert wird. Es gilt, bei der Sitzposition einen Kompromiss zur Formung und Haltung von Brust- und Halswirbelsäule zu finden. Die beschriebene sportliche Sitzposition ist günstig für Ihre Knie, kann aber vor allem bei einer runden Krümmung der Brustwirbelwirbelsäule Probleme in Schultern, Armen und Händen auslösen.

Die Kurbel ist die Verbindung von Pedal und Tretlager. Die Länge der Kurbel ist üblicherweise 170 mm. Es gibt aber auch kürzere oder längere Kurbeln. Es gilt: Je länger die Kurbel, desto größer ist die Belastung für Ihre Knie. Bei eingeschränkter Beweglichkeit des Knies nach Operationen ist auf der problematischen Seite eine kürzere Kurbel günstig. Diese kann auch einseitig auf dem Standfahrrad montiert werden. Für das Treten der Pedale und der Kurbeln benötigen Sie im Knie eine Beweglichkeit von mindestens 110 Grad, besser 120 Grad in der Beugung und mindestens zehn Grad in der Streckung.

Die richtige Schuhwahl

Verwenden Sie beim Fahrradfahren Schuhe mit festen Sohlen. Viele Sportschuhe sind aufgrund ihrer hohen Elastizität nicht geeignet. Durch die immer gleiche Druckfläche des Fußes auf das Pedal ist bei weichen, für die Dämpfung beim Gehen entwickelten Schuhen die Gefahr einer Spreizung des Fußes groß. Der klare, harte Kontakt erleichtert Ihnen außerdem die exakte Bewegungskoordination und lässt Sie die entwickelte Kraft besser auf das Pedal bringen.

Fuß- und Kniekoordination beim Treten

Der Fuß steht mit dem Vorderfußballen auf dem Pedal. Füße und Knie zeigen in jeder Tretphase exakt geradeaus. Sollten Sie hier eine Herausforderung entdecken oder Sie immer wieder in eine X-Beinstellung geraten, üben Sie bitte auf einem Standfahrrad mit Blick auf die Bewegung Ihrer Füße und Knie.

Fahren

Da nahezu jedes heutige Fahrrad mit einer Gangschaltung ausgestattet ist, können Sie den Druck pro Umdrehung variieren. Treten Sie in den ersten fünf Minuten mit wenig Druckbelastung. Eine höhere Trittfrequenz ist für Ihre Knie günstiger als langsames Treten mit hohem Widerstand. Deshalb kann es für ältere Menschen auch sinnvoll sein, bei einem Anstieg ein E-Bike ihr Eigen zu nennen. Die Trainingsbelastung ist je nach körperlichem Zustand und Gesundheit Ihrer Knie individuell zu gestalten. Deshalb erhalten Sie keine Zeitangabe über die Dauer des Trainings. Sie sollten aber jeden Tag üben. Bei Schwellungen nach Operationen oder einer Überlastung kombinieren Sie das Fahrradfahren wieder mit einer intermittierenden Eisanwendung (s. S. 96).

Schwimmen

Auch die Auftriebskraft und der Widerstand des Wassers bieten eine gute Hilfe für die Steigerung des Stoffwechsels in Ihren Kniegelenken und der Verbesserung der Kraft der umliegenden stabilisierenden Muskulatur. Rücken- und Kraulschwimmen sind durch die gerade schlagenden Beine der ideale Schwimmstil für Ihre Kniegelenke. Brustschwimmen ist durch die Scherbewegung der Beine nicht gut geeignet. Sie können für den geraden Beinschlag auch Hilfsmittel wie ein Schwimmbrett oder zur Intensitätssteigerung kleine Flossen verwenden. Sie sollten mindestens zweimal in der Woche trainieren.

Aquajogging

Nach Verletzungen und Operationen ist Aquajogging ein wunderbares Training zur Steigerung der Beweglichkeit und zur Kräftigung der Muskulatur. Es ist ideal geeignet, eine gesunde Koordination des

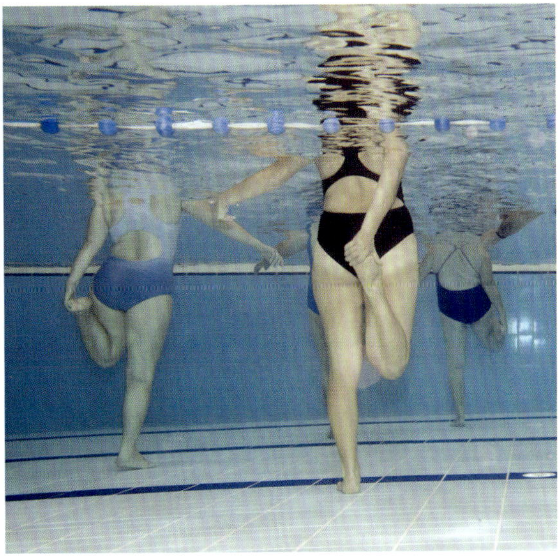

Kniegelenks beim Gehen zu üben. Sie können dazu den in diesem Buch beschriebenen Bewegungsablauf zum größten Teil übernehmen. Lediglich die einwirkenden Kräfte sind stark verändert. Durch die Auftriebskraft des Wassers wird das Knie von der Schwerkraft entlastet, und der vom Boden beim Auftreten ausgelöste Stoß ist minimiert. Gleichzeitig wird durch den Widerstand des Wassers die Kräftigung der Muskulatur forciert – für bereits geschädigte Kniegelenke eine Wohltat. Achten Sie beim Gehen vor allem auf die Kraft Ihres Beckens. Aquajogging wird häufig als Kurs im Schwimmbad angeboten. Sie können sich aber auch an einem Spaziergang im Kinderbecken erfreuen. Sollten Sie über Zeit und Geld verfügen, ist das tägliche Gehen im bauchtiefen Meerwasser an einem schönen Sandstrand die beste Alternative. Sie sollten mindestens zweimal in der Woche trainieren.

Nordic Walking

Unter diesem Begriff wird heutzutage das sportliche Gehen mit zwei Stöcken beschrieben. Leider ist Nordic Walking für viele Menschen vor allem eine Trainingsform, die unter dem Aspekt der Steigerung des Verbrauchs von Kalorien ausgeführt wird. Qualität wird zugunsten von Quantität und hohem Tempo geopfert. Dadurch wurde bei Messungen eine hohe Belastung der Kniegelenke festgestellt. Vor allem das Gehen mit leider auch oft noch angeleiteten großen, langen Schritten nach vorne und der Betonung auf forciertem Abrollen führt zu diesen Messergebnissen.

Der Einsatz von Stöcken sollte aber in jedem Fall zu einer Entlastung der Knie führen. Durch ihre Stützfunktion kann bei der Landung des Fußes auf dem Boden Gewicht des Oberkörpers über Schultern, Arme, Hände und Stock zum Boden geleitet werden. Durch den Abdruckimpuls

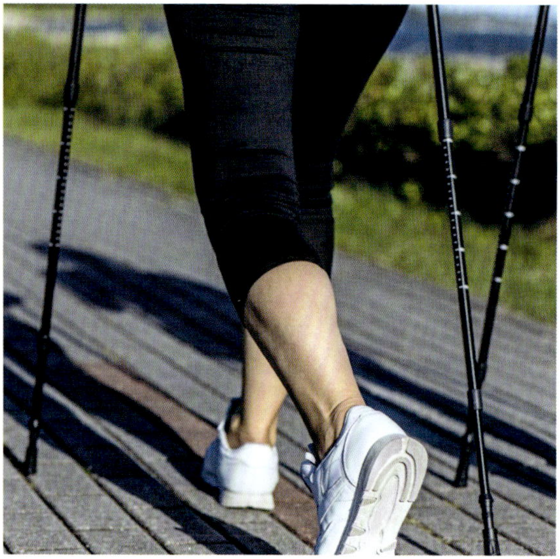

des Stockes ist ebenfalls eine Entlastung der Beine möglich. Nehmen Sie sich an der wunderbaren fließenden und gleitenden Bewegung im klassischen Skilanglauf ein Beispiel. Üben Sie kleine Schritte nach vorne, mit weich landendem Fuß und Knie, Dehnung des Beins zu seiner maximalen Länge in Hüft- und Kniegelenk nach hinten.

Alle in diesem Buch beschriebenen Bewegungsabläufe des Gehens können von Ihnen beim Nordic Walking übernommen werden. Vor allem die Achtsamkeit auf die Bewegung des Rumpfes sei betont. Der Brustkorb bewegt das Armpendel – das Becken bewegt das Beinpendel. Die Stocklänge sollte ungefähr 2/3 Ihrer Körpergröße betragen. Da die Armlänge bei Menschen individuell zur Körpergröße variiert, können Sie auch bei entspannter Schulter einen rechten Winkel im Ellenbogen in Verlängerung zur Hand als Maß verwenden.

BALANCETRAINING IM ALLTAG – TIPPS UND INFORMATIONEN

Durch das Gehen auf ebenen und glatten Böden ist unser Nervensystem unterfordert. Unebener Boden ist deshalb Ihr bester Freund beim Training des Gleichgewichts bis ins hohe Alter.

Um eine ausgewogene Balance beim Stehen und Gehen zu erreichen, stehen uns verschiedene Sinne zur Verfügung: unsere Augen, das Gleichgewichtssystem im Innenohr und alle Rezeptoren unseres Nervensystems in Haut, Muskulatur, Bindegewebe (Faszien) und Gelenken. Vor allem die vielen Nervenendigungen in unserer Fußsohle melden die Veränderung der Druckbelastung. In unserem Fuß entsteht ein Abdruck der gesamten Körperkoordination. Die Rezeptoren der Fußsohle sind wie ein Spiegel für unser Gehirn. Beim Aufsetzen des Fußes auf den Boden wird mit einer Nervenleitgeschwindigkeit von bis zu 120 Metern in der Sekunde das Spiegelbild des Drucks auf den Fuß und die Bodenbeschaffenheit in die wichtigen Gehirnzentren für das Gleichgewicht gemeldet. Auf umgekehrtem Weg werden durch die Steuerung der Muskulatur durch unser Zentralnervensystem kleine Gleichgewichtskorrekturen vorgenommen.

Um unser Nervensystem zu trainieren, suchen wir uns deshalb als Kind instinktiv Herausforderungen für unsere Balance. Unterschiedliche Hüpfspiele, das Balancieren auf schmalen Strichen oder Bordsteinkanten, das Laufen über Stock und Stein. Erinnern Sie sich an diese Vielfalt? Studien zur Gleichgewichtskontrolle zeigen: Nur wer sich dem Risiko der Instabilität aussetzt, trainiert wirklich sein Gleichgewicht. Durch das Gehen auf ebenen und glatten Böden ist unser Nervensystem unterfordert. Das Sturzrisiko nimmt zu, weil wir uns dem Risiko der Unebenheit nicht mehr aussetzen. Unebener Boden ist deshalb Ihr bester Freund beim Training des Gleichgewichts bis ins hohe Alter.

Unebener Naturboden fordert von Ihrem Knie außerdem das Üben des Nachgebens. Sie können dazu die Funktion der Knie bei Hunden, Katzen und Pferden beobachten.

Gehen Sie bei Ihrem nächsten Spaziergang konzentriert und langsam, mit Ihrem ganzen aus diesem Buch bisher erworbenen Wissen, querfeldein auf Wiesen, in Wäldern, an Flüssen und Seen. Achten Sie bei jedem Schritt auf den Boden. Seien Sie wachsam! Die Verwendung von Barfußschuhen (s. S. 132) ist auf Naturböden sinnvoll und festen Wanderschuhen für das Training der Balance vorzuziehen.

Treppensteigen

Das Treppensteigen ist eine weitere einfache Form, Ihre Kniegelenke im Alltag in Schuss zu halten. Beim Treppaufgehen wird vor allem die Kraft Ihrer Beinmuskula-

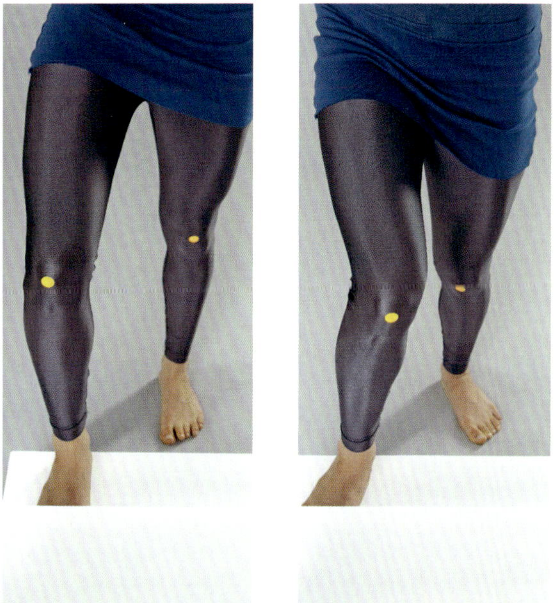

Im ersten Bild sehen Sie die ideale Stellung von Fuß und Knie. Im zweiten Bild die ungünstige Innendrehung des Kniegelenks mit gleichzeitiger Auswärtsdrehung der Füße.

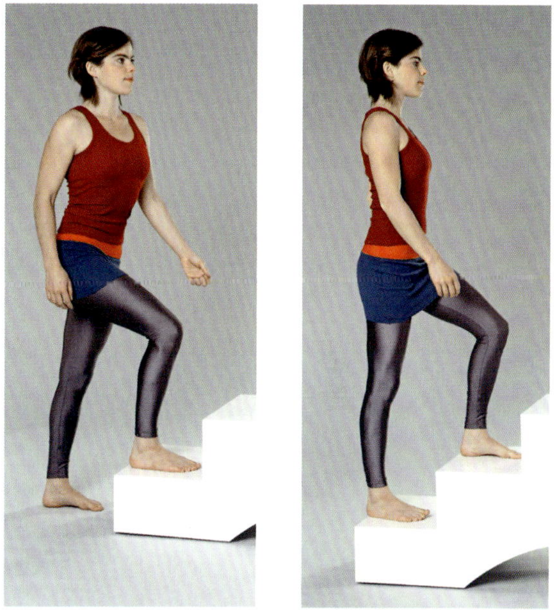

Diese Bilder zeigen die Aufrichtung und Dynamik in der spiraligen Verwindung des Rumpfes. Achten Sie auch auf die Streckung des Kniegelenks am hinteren Bein.

tur trainiert, treppab können Sie eine weiche Landung des Vorfußes auf den Stufen und gute Balance einüben. Voraussetzung für das Treppensteigen ist die Schmerzfreiheit des Kniegelenks. Beim Hinaufgehen wirken geringere Kräfte in Ihrem Knie als beim Hinabsteigen. Deshalb ist das Hinaufgehen bei Schmerzen und Problemen meist einfacher als das Hinabgehen. Achten Sie wieder besonders auf die günstige Ausrichtung Ihrer Füße und Knie.

Tipps zum Wandern

Durch ungleiche Böden wird unser Gleichgewichtsystem gefordert und trainiert. Deshalb ist das Wandern abseits von für Füße geschaffenen Pfaden ein Training unter »Alltagsbedingungen« der Evolution. Schiefe Ebenen und unebene Flächen erfordern unsere Aufmerksamkeit. Wir gehen automatisch weicher, langsamer und schonender.

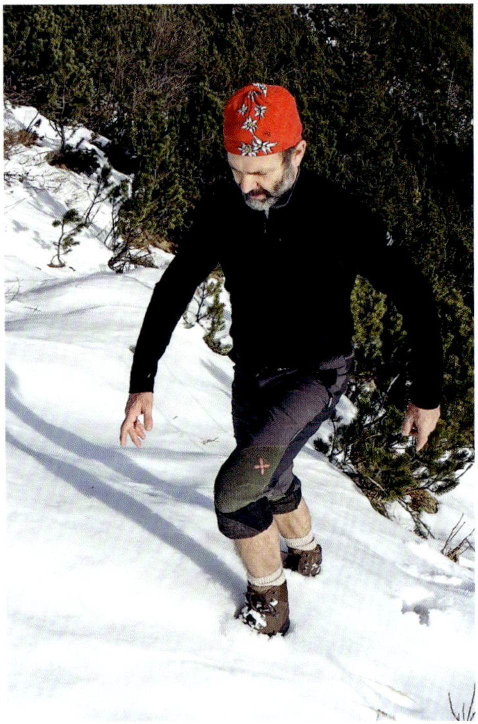 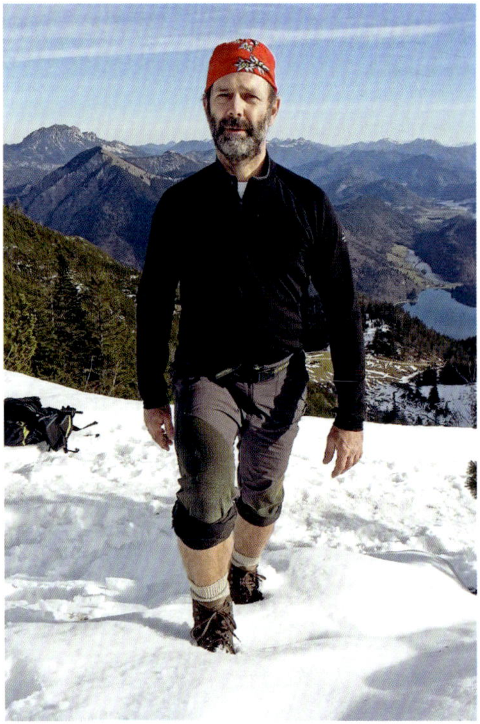

Hier sehen Sie eine besonders herausfordernde Übungssituation im Schnee. Wieder gilt: Das Becken dreht mit Bein und Fuß mit. Der Kraftimpuls entspringt aus Becken und Bauchmuskulatur. Fuß und Knie zeigen geradeaus. Der Oberkörper verdreht sich mit den Armen gegensinnig. Das Zwerchfell ist das Zentrum der Verwindung zwischen Becken und Brustkorb. Achten Sie auf genügend »Spurbreite« zwischen den Knien.

Bergauf: »Turbo-Elastizität«

Beim Bergaufgehen ist eine gute Streckung Ihres hinteren Beines besonders wichtig. Dazu sollten sich die Rückseite Ihrer Beine mit Achillessehne, Waden und Kniekehle in einem gut gedehnten Zustand befinden und auch die Streckfähigkeit Ihres Hüftgelenks ausreichend sein. Das beim Bergaufgehen nach hinten unten gestreckte Bein wird vor dem Abdruck gedehnt. Es kann dann bei der Lösung des Fußes wie ein vorgespannter Bogen nach vorne und oben fliegen. Sie können Ihr Bein und Ihren Körper dann mit viel weniger Muskelkraft und weniger Energieverbrauch der Muskeln nach oben steigen lassen. Jeder Schritt

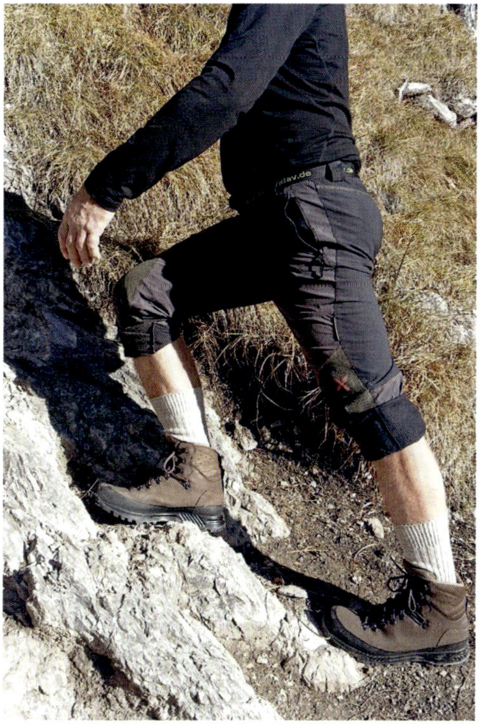

Im Bild ist sehr gut die wichtige Streckung des hinteren Beins beim Bergaufgehen zu sehen.

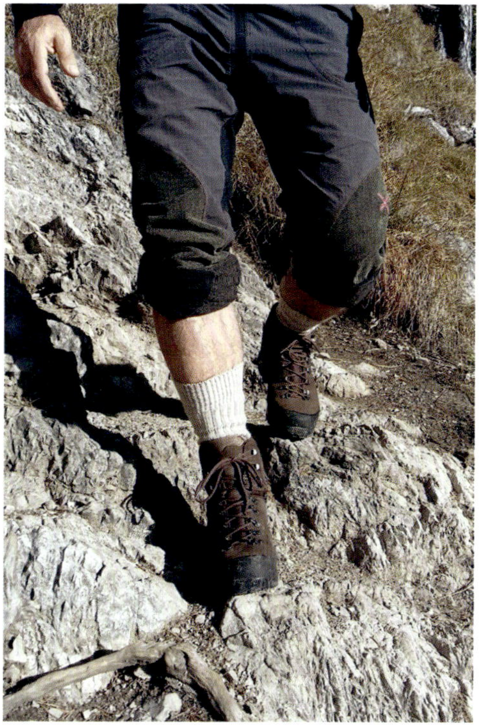

Gute Balance! Im Bild sehen Sie die gerade Ausrichtung von Fuß und Knie beim Hinabsteigen trotz unebenen Bodens und fester Schuhe.

ist eine Gelegenheit, die Dehnung von Wade und Kniekehle zu beüben. Wieder ist das Training nur bei exakter, gerader Ausrichtung von Knie und Fuß günstig.

Bergab: Beinachse und Vorfußlandung

Beim Bergabgehen sind die einwirkenden Kräfte auf Ihr Knie enorm hoch. Schwerkraft und Bremskräfte verlangen Ihren Beinen und besonders Ihren Kniegelenken alles ab. Achten Sie darauf, dass Füße und Knie am vorderen und auch am hinteren Bein geradeaus nach vorne zeigen. Der vordere Fuß sollte nicht auf der Ferse, sondern auf dem Vorfußballen landen, da Sie dann besser abfedern können und der Stoß für das Knie geringer ausfällt. Sollten Ihre Kondition und Ihre Fähigkeit zur Balance gut sein, versuchen Sie bei jedem Schritt so wenig wie möglich abzubremsen. Dafür sind viele schnelle und kleine Schritte günstig. Das Bergwandern ist in jedem Fall eine besondere Herausforderung für Ihre Knie und nur bei einer guten Koordination, wie ich sie Ihnen in diesem Buch vorgestellt habe, sinnvoll. Nach jeder Wanderung ist es unbedingt erforderlich, die Muskulatur und das Bindegewebe zu lockern. Sollten Sie nach einer Wanderung eine Schwellung oder gar eine Erwärmung des Kniegelenks feststellen, rate ich Ihnen zumindest vom Bergabwandern ab.

Informationen zum Schuhkauf

Sie sollten bei der Schuhwahl Rücksicht auf die jeweilige Bodenbeschaffenheit nehmen: Je härter der Boden, desto dämpfender sollte die Sohle sein, je weicher und dämpfender der Boden, desto dünner und verformbarer kann die Sohle sein. Hüten Sie sich aber bei Schuhsohlen vor einer übertrieben weichen Dämpfung, da Ihr Nervensystem ansonsten nicht weiß, in welchem Moment Ihr Fuß den Boden berührt und der Stoß deshalb bei der Landung des Fußes sehr hart ausfallen kann. Bei einer stark gedämpften Sohle ist zudem der Abstand zwischen Boden und Fuß groß, die Hebelkräfte werden größer, und die Gefahr für eine Instabilität Ihrer Knie steigt.

Die Schuhgröße und die -form sollten der Form und Größe Ihres Fußes entsprechen. Der Fuß ist vorn breiter und hinten schmaler, die Ferse benötigt einen stabilen Halt. Ein hoher Absatz spreizt Ihren Vorfußballen und verformt den gesamten Fuß. Durch die hohe Wadenspannung entstehen eine Verhärtung und die Verkürzung von Muskulatur und Bindegewebe der Wade. Allerdings beschreiben manche Patienten bei schmerzenden Kniegelenken eine bestimmte Absatzhöhe als angenehm. Auch kann über den Absatz eine orthopädische Innen- oder Außenranderhöhung erfolgen. Dieser Eingriff führt zu veränderten Bewegungs- und Belastungsketten im gesamten Bein. Vom Gebrauch von Absätzen bei Menschen mit gesunden Kniegelenken ist aber abzuraten, da die Instabilität des Beckens und damit auch die Instabilität der Kniegelenke mit all ihren negativen Auswirkungen gefördert wird.

»Barfußschuhe« sind auf schwingendem Naturboden eine gute Alternative. Dieser Schuh verschafft Ihnen den Vorteil, dem

Boden aufgrund der dünnen Sohle näher zu sein. Da Ihre Fußsohlen sehr empfindlich sind, werden Sie auch wesentlich vorsichtiger, schonender und weicher gehen. Sie werden je nach Untergrund zwischen einer Fersen- oder Vorfußlandung wechseln. Ich verwende feste Schuhe und Barfußschuhe im Wechsel. Die Verwendung der verschiedenen Schuharten ist geländeabhängig, alle Schuharten bieten Vor- und Nachteile. Seien Sie am Anfang deshalb vorsichtig: Barfußschuhe können bei hartem Boden, wie wir ihn im Alltag meistens vorfinden, bei zu langem Gebrauch und untrainierter Muskulatur zu Schmerzen und Überlastungen vor allem an den Fersen führen.

Einlagen

Einlagen sind ein orthopädisches Hilfsmittel und sollen bei akuten Schmerzen der Füße oder Knie helfen. Durch die Wirkung auf Ihre Füße wird auch die Stellung Ihrer Knie beeinflusst. Bei stützenden Einlagen wird Ihr Fuß mit der Ferse auf der Innenseite stabilisiert. Ein Wackeln in der Standbeinphase und die ungünstige X-Beinstellung sollen vermieden werden. Ist Ihre Ferse stabil, kann auch Ihr Kniegelenk besser geradeaus zeigen. Außerdem kann auf der Unterseite der Einlage auch eine Innen- oder Außenranderhöhung erfolgen. Dies hat großen Einfluss auf die Belastung in Ihrem Knie. Bei einem X-Bein wird sie auf der Innenseite, bei einem O-Bein auf der Außenseite angebracht. Mit diesen Erhöhungen sollte aber ein sehr vorsichtiger Umgang gepflegt werden. Oft gilt: Was für das Knie gut erscheint, ist für den Fuß ungünstig.

Zur individuellen Anpassung gehen Sie in das Fachgeschäft eines orthopädischen Schuhmachers und nehmen die Schuhe, für die die Einlagen gefertigt werden, mit. Eine Einlage muss sich nach Erhalt angenehm anfühlen. In einem Fachgeschäft können Sie auch mehrmals an einer Modifizierung durch Abschleifen arbeiten lassen. Sie müssen die Einlagen aber nicht immer tragen. Tragen Sie sie, solange Sie Ihnen Hilfe bieten. Der Schuh sollte außerdem nicht am Rist drücken. Ist dies der Fall, ist die Einlage zu hoch.

Sensomotorische und propriozeptive Einlagen

Bei einer sensomotorischen oder propriozeptiven Einlage wird die Muskulatur des Fußes über Druckpunkte, kleine Erhöhungen in der Einlagensohle, mit ihren Verbindungen über Muskelketten und

Bindegewebsfaszien durch den ganzen Körper aktiviert. Die Einlagen verändern vor allem Ihre Haltung über Fuß und Knie. Ob eine stützende, sensomotorische oder propriozeptive Einlage für Sie das Richtige ist und ob Sie vielleicht auch beide Arten nutzen können, ist von vielen unterschiedlichen Faktoren abhängig. Ich empfehle bei reinen Kniegelenksproblemen sensomotorische und propriozeptive Einlagen. Verfahren Sie aber stets nach dem Motto: »Probieren geht über Studieren.«

Bandagen und Kinesio-Taping

Bandagen können bei auftretenden Schmerzen das Kniegelenk stabilisieren und durch den ausgeübten Druck den venösen und lymphatischen Rückfluss beim Gehen steigern. Ihr Nervensystem ist durch den Halt der Bandage auf der Haut zusätzlich sensibilisiert und aufmerksam.

Als Alternative bietet sich das Kinesio-Taping (aufgeklebte elastische Bänder) bei einer Physiotherapeutin oder einem Physiotherapeuten an. Sie sollten bei erfolgreicher Anwendung in der eigenen Anlage geschult werden.

Therapien

Jeder Leistungssportler, der einen staatlich geförderten oder gut bezahlten Sport betreibt, wird in seinem Training durch die Beratung und die Behandlung einer Sportärztin oder eines Sportarztes, einer Physiotherapeutin oder eines Physiotherapeuten, einer Masseurin oder eines Masseurs unterstützt. Es ist eine Selbstverständlichkeit, die Körperkoordination zu trainieren, Muskulatur und Bindegewebe zu lockern und nach Verhärtungen und Verspannungen zu suchen, um sie zu behandeln. Leider wird in unserem heutigen Gesundheitssystem zur Kosteneinsparung allzu oft die Massage in den Gegensatz zu aktivem Training gestellt und als wirkungslos dargestellt. Die Massage und das aktive Training sind aber nicht voneinander zu trennen und sollten deshalb für jeden Menschen und vor allem für Patienten in der Prävention von Beschwerden des Kniegelenks eine Selbstverständlichkeit sein. Dabei werden neue Formen der Tiefenentspannung von Muskulatur und der Stoffwechselsteigerung in allen Weichteilen zunehmend angewandt. Besonders im Bereich des Knies können große Erfolge erzielt werden. Ich möchte Sie deshalb jetzt auf eine Therapie hinweisen, die in der

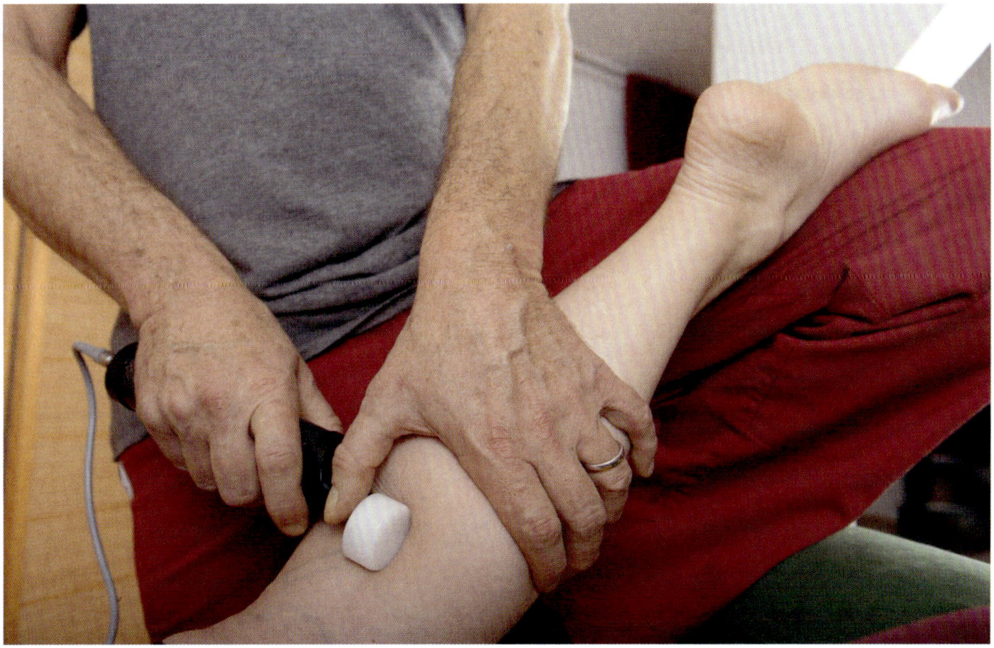

Dieses Bild zeigt die angenehme Entspannung der Wadenmuskulatur bei gleichzeitiger Stoffwechselförderung durch den Schwingkopf des Matrix-Mobils.

Fuß-Schule München seit vielen Jahren zur Anwendung kommt.

Matrix-Rhythmus-Therapie®

Die menschliche Muskelzelle schwingt mit acht bis zwölf Schwingungen pro Sekunde. In der extrazellulären Matrix (die Umgebung der Zelle) sind durch die rhythmische Abstimmung der Muskelzellen in einem Schwingungsmuster der schnelle Fluss von stofftransportierenden Flüssigkeiten und der Stoffaustausch durch die Zellmembran organisiert. Bei einem verspannten Muskel ist dieser Stoffaustausch verringert, da die Zellschwingung der Muskelzellen untereinander unabgestimmt und chaotisch verläuft. Der Flüssigkeitstransport erfolgt dadurch langsamer. Der Wirkungsgrad der Zellen ist deutlich vermindert. Durch die Anwendung der Matrix-Rhythmus-Therapie® können verspannte Muskeln nachhaltig in einen energieeffizienten Zustand zurückversetzt werden. Der herzförmige Schwingkopf des Matrix-Mobils gibt bis in tiefe Gewebsschichten eine der Muskelzelle identische Schwingung von acht bis zwölf Hertz in einem spiralförmigen Muster ab. Dadurch wird die Pumpwirkung der Zellen harmonisiert und vor allem der Abtransport von Abbauprodukten der Zellen gefördert.

SCHMERZEN UND KRANKHEITSBILDER

Leider sind gesunde Kniegelenke bis ins hohe Alter nicht selbstverständlich. Oft tritt eine Schädigung durch Unfälle oder längere unkoordinierte Belastung auf. Deshalb bekommen Sie eine Übersicht über die häufigsten Krankheitsbilder und Tipps, was Sie für eine Verbesserung tun können.

Nachdem Sie inzwischen durch die Lektüre ein anatomisches und biomechanisches Wissen erlangt haben, möchte ich mich nun verschiedenen Diagnosen und Schmerzsymptomen widmen. Aufgrund der großen Komplexität des Gelenks ergeben sich in der Ausdifferenzierung zahlreiche Krankheitsbilder. Ich werde mich auf häufig auftretende Probleme beschränken und Ihnen dafür Lösungsmöglichkeiten anbieten. Bei einigen Krankheitsbildern gebe ich Ihnen die Aufgabe, zu tasten und zu bewegen. Ich werde Ihnen deshalb die Krankheitsbilder nicht in einer alphabetischen Reihenfolge, sondern in der Systematik der räumlichen Lage präsentieren: Im Inneren, auf der Innen- und Außenseite, auf der Vorder- und der Rückseite des Kniegelenks. Allerdings sind die Krankheitsbilder bei auftretenden Schmerzen in der von mir vorgenommenen Systematik nicht immer klar abgrenzbar. Ein Innenmeniskusriss kann sich sowohl an der Innenseite als auch in der Kniekehle als Schmerz manifestieren.

Kommt es neben der mechanischen Schädigung zu einem Entzündungsgeschehen, ist das ganze Gelenk betroffen. Suchen Sie deshalb bei Schmerzen für die genaue Diagnosestellung eine Ärztin oder einen Arzt auf.

Für die richtige Wahl von Ärztin oder Arzt sind folgenden Kriterien wichtig:

- Nimmt sie bzw. er sich genügend Zeit, mit Ihnen zu sprechen und Ihnen als Experte Ihres Körpers beim Bericht über Ihre Beschwerden zuzuhören?
- Stellt er die bekannten W-Fragen: Wo? Wann? Wie? Wie lange? Wie oft? Seit wann?
- Wendet sie bzw. er sich Ihnen mit seinem gesamten Körper zu – und nicht nur nebenbei, mit Blick auf seinen Bildschirm?

Die funktionelle Untersuchung mit seinen Augen und Händen sollte nach der Fragestellung eine nächste Maßnahme sein. Sollte eine weitere, genauere Anamnese notwendig sein, kann dann ein Röntgenbild oder ein MRT bei einer Radiologin oder einem Radiologen veranlasst werden. Die funktionelle Untersuchung sollte aber immer vor dem Erstellen von Bildern liegen. Leider ist der Besuch in einer Arztpraxis in unserem heutigen Gesundheitssystem auch durch betriebswirtschaftliche Zwänge gekennzeichnet. Pharmazeutische Industrie, Medizintechnikhersteller, Investoren und Aktionäre sind dabei nicht primär an der Unversehrtheit von Menschen interessiert. Das macht es vielen

Fachärzten schwer, objektiv zum Besten des Patienten zu handeln. Deshalb werden Ihr eigenes Wissen und auch die Einholung von Zweitmeinungen immer wichtiger.

Beschwerden im Inneren des Knies: Arthrose – Arthritis – Kreuzbandriss

Beschwerden im Inneren des Knies betreffen mit fortschreitendem Alter oder nach Verletzungen durch Unfälle häufig die inneren Strukturen des Gelenks. Die griechische Bezeichnung »Arthros« für Gelenk, verbunden mit der Nachsilbe »-ose«, bezeichnet einen durch den physiologischen Vorgang des Alterns bedingten Umbauprozess des hyalinen Knorpelüberzugs an den Gelenkflächen. Die Gonarthrose ist die Bezeichnung dieses Geschehens am Knie.

Arthrose des Knies – Gonarthrose

Hyaliner Knorpel überzieht als weicher, druckdämpfender Überzug die Enden unserer Knochen. Die Ernährung wird durch wechselnden Druck und Zug auf das Knorpelgewebe gewährleistet. Die Walkbewegung der drei gelenkbildenden Knochen zueinander spielt die entscheidende Rolle für diesen Vorgang.

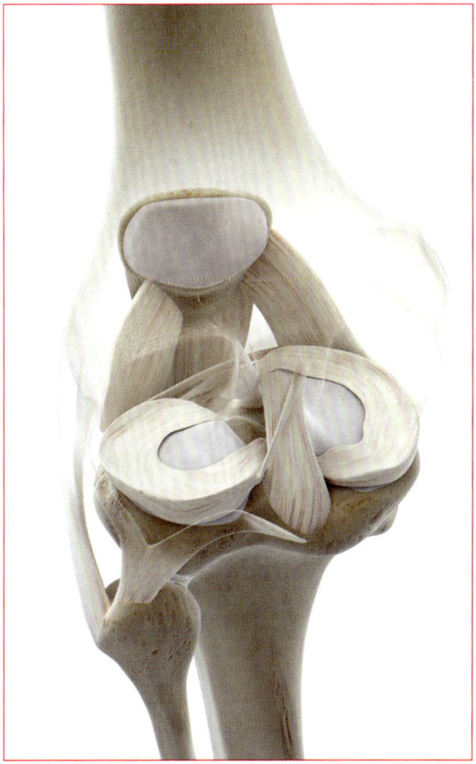

Der Blick von hinten auf Gelenkflächen, Menisken und Bänder

Damit die Stoffwechselrate hoch genug ist, benötigt der Knorpel ein Leben lang ausreichend dosierte Bewegung. In unserem durch das Sitzen geprägten Alltag keine Selbstverständlichkeit. Im Wechsel zu starker leistungsorientierter Belastung im Frei-

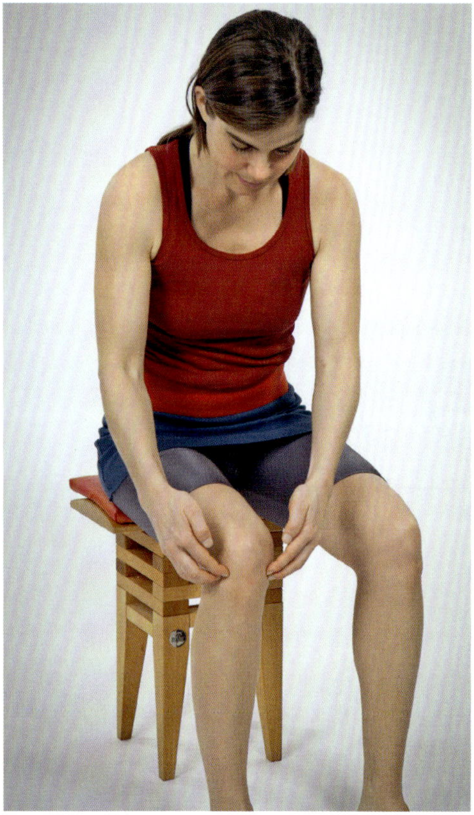

Im Bild sehen Sie das Ertasten des Gelenkspalts.

zeitsport sind oft keine guten Voraussetzungen für einen gesunden Stoffwechsel des Knorpels gegeben. Entscheidender Faktor für den nährenden Walkvorgang ist außerdem eine günstige Koordination beim Gehen und Laufen. Bei Diskoordination oder bei im Sport auftretenden starken Stößen kann der weiche Knorpel verletzt werden. Die genaue Ausrichtung Ihrer Knochen durch eine gute Koordination schützt Sie deshalb vor zu frühem Verschleiß. Wenn die Gelenkpartner schlecht ausgerichtet in Verbindung stehen, wird durch den ungünstigen Zug an einer Seite der Gelenkspalt größer als auf der anderen Seite. Die dadurch ungleichmäßig belasteten, schlecht ernährten Knorpelflächen werden verstärkt abgenutzt.

Setzen Sie sich auf einen Stuhl und tasten Sie den Gelenkspalt der Innen- und der Außenseite des Knies (s. auch Kapitel »Das Knie selbst untersuchen«, s. S. 29 ff). Drücken Sie mit Ihren Fingern ein bisschen in die Tiefe.

Spüren Sie dort über längere Zeit, auch ohne Bewegung des Gelenks und besonders auch in der Nacht Schmerzen, kann eine entzündlich aktivierte **Gonarthrose** die Ursache sein. Aus dem physiologischen Alterungsprozess ist eine überschießende Reaktion mit beschleunigtem Abbau der Knorpelzellen entstanden. Die Kontur des Gelenks ist nicht mehr gut zu erkennen. Das Gewebe um den Gelenkspalt zeigt sich schwammig gequollen. Ist dies der Fall, dürfen Sie sich nur sehr dosiert bewegen und müssen bei einer Erwärmung durch kurze kühlende Eisabreibungen

(s. S. 96) für eine ausgeglichene Temperatur sorgen.

Ob bei einer **Arthrose** oder einer **entzündlich aktivierten Arthrose** am Knie – die Weichteile sind für Schmerzen immer mit verantwortlich. Alle Verspannungen, Verkürzungen und Härten in Muskulatur und Bindegewebe (Faszien) des Ober- und Unterschenkels sollten deshalb durch Massagen behandelt werden. Durch die Anwendung der Matrix-Rhythmus-Therapie® und durch manuelle Techniken können Sie in physiotherapeutischer Behandlung zusätzlich Hilfe zur Lockerung und Steigerung des venös-lymphatischen Rückflusses erhalten. Meist verbessert sich eine Schmerzsituation dann unmittelbar, da die Muskulatur den Druck auf die Gelenkflächen besser in Zug umsetzen kann. Durch die tägliche Verwendung der »Heißen Rolle« (s. S. 94) und von Rollen und Bällen zur Eigenmassage der Muskulatur (s. S. 89) wird eine ausreichende Häufigkeit in der Behandlungsfrequenz erzielt.

Nach der Lockerung der Weichteile sind die Dehnung und der Kraftaufbau der Muskulatur mit gezielten Übungen sinnvoll (s. S. 105). Ein reines Krafttraining, wie es oft an Geräten zum Einsatz kommt, ist ohne die aufgeführten Maßnahmen nur bedingt erfolgreich oder gar schädlich. Ein verspannter und schlecht koordinierter Muskel lässt sich nicht gut trainieren. Langfristig ist die Koordinationsschulung beim Gehen von entscheidender Bedeutung. Durch die Integration sinnvoll koordinierter Bewegung können Sie auch mit einer Arthrose schmerzfrei leben. Eine gesunde Ernährung mit wenig Fleisch und Zucker sowie das Vermeiden von Giften wie Alkohol ist neben der dadurch zu erzielenden Gewichtsreduktion angezeigt. Fahrradfahren, Schwimmen und Aquajogging sind bei einer Gonarthrose durch die Reduktion der Druckkräfte ebenfalls günstig. Sollten bei der ärztlichen Untersuchung mit bildgebenden Verfahren eine Verschmälerung des Gelenkspaltes und die ungünstigen Stellungen der gelenkbildenden Knochen sichtbar geworden sein, hat dies ohne die Untersuchung der Weichteile nur eine bedingte Aussagekraft über die Funktionsfähigkeit und das Schmerzgeschehen des Gelenks. Leider ist das Thema Arthrose aber auch oft angstbesetzt, obwohl die beschriebenen konservativen Therapien bei Mitarbeit und Ausdauer der Betroffenen große Erfolgschancen besitzen. Nach der Diagnosestellung wird von manchen Orthopädinnen oder Orthopäden und Chirurginnen oder Chirurgen als einzige Möglichkeit der Therapie auf einen operativen Eingriff hingewiesen. Besonders in den USA und in Deutschland führt dies im Vergleich zu vielen anderen Ländern zu sehr hohen Operationszahlen mit technischem Gelenkersatz. Die wenigsten Menschen mit Arthrose benötigen aber jemals eine Operation oder eine Gelenkprothese.

Arthritis – Gonarthritis

Die Nachsilbe »-itis« steht für eine akute Entzündung. Sie ist durch Schwellung, Rötung, Wärme, Schmerzen und eine fehlende Funktion des Gelenks gekennzeichnet. Bei einer **Arthritis** ist der Besuch bei einer Ärztin oder bei einem Arzt wichtig. Nach der Erstellung der Diagnose sind der Abbau von Wärme und Schwellung durch entzündungshemmende Medikamente und eine eventuell durchzuführende Punktion des Kniegelenks die vordringlichen Aufgaben.

Bei einer Physiotherapie wird die Heilung durch Lymphdrainage, Matrix-Rhythmus-Therapie® und kurze Kälteanwendungen unterstützt. Aber auch Ihre Mithilfe ist entscheidend. Kurze Abreibungen mit Coolpacks zum Abbau der Wärme sind den ganzen Tag zu verwenden in (s. S. 96). Während der Zeit der Entzündung sollten Sie das betroffene Gelenk schonen und es nur im schmerzfreien Bereich bewegen. Leichte mobilisierende Übungen können Ihre Situation verbessern (s. S. 100) Die tägliche Anwendung von Quarkpackungen und entzündungshemmenden Salben ist ebenfalls sinnvoll.

Der Kreuzbandriss

Der **Kreuzbandriss** (Kreuzbandruptur) ist die häufigste Bandruptur des Kniegelenks. Er tritt vor allem bei Kontaktsportarten mit Ball oder beim Skifahren durch eine Verdrehung des Knies auf. Das vordere Kreuzband ist dabei wesentlich häufiger betroffen als das hintere. Der Oberschenkel *(Femur)* und der Unterschenkel *(Tibia)* sind im Inneren des Kniegelenks durch ein vorderes und ein hinteres Kreuzband verbunden. Beide Kreuzbänder zentrieren die gelenkbildenden Knochen und verhindern ein zu weites Gleiten nach vorne oder hinten. Die Bündel sind spiralförmig verdrillt. Das macht die Kreuzbänder sehr belastbar. Sie überkreuzen und verdrillen sich mehr oder weniger je nach Stellung der Knochen. Bei einer Innendrehung des Unterschenkels und gleichzeitiger Außendrehung des Oberschenkels in der Streckung nimmt die Überkreuzung der beiden Bänder zu. Dies stabilisiert Ihr Kniegelenk bei der Belastung in der Standbeinphase. Während der Beugung in der Spielbeinphase wird die Außenrotation des Unterschenkels durch die Entwickelung frei gegeben.

Die Stabilisation des Kniegelenks ist aber aufgrund der hohen Kräfte nicht allein durch die Bänder zu gewährleisten. Unser Nervensystem bekommt von den Kreuzbändern sehr genaue Informationen über die Stellung der Knochen zueinander. Durch Zug an den Bändern werden Rezeptoren des Nervensystems aktiviert, dadurch kann die Muskulatur als wichtigster Stabilisator hervorragend koordiniert werden. Durch den Riss eines oder beider Kreuzbänder wird das Kniegelenk instabil. Es schwillt stark an, und ein stechender Schmerz entsteht. Das Knie kann durch die starke Schwellung und den Schmerz nicht mehr in vollem Umfang bewegt werden. Als Sofortmaßnahmen sind eine Bandagierung des Knies und eine anschließende Hochlagerung des Beins mit einer Kühlung sinnvoll. Ein Eisbeutel oder Coolpack sollte mit einem Tuch zum Schutz der Haut vor Erfrierungen über längere Zeit aufgelegt werden. In der Nachfolge sind tägliche Quarkumschläge hilfreich.

Die Schwellung soll zunächst klein gehalten werden und längerfristig möglichst komplett abschwellen. Auch eine Ärztin oder ein Arzt sollte Sie mit entzündungshemmenden Medikamenten und der Verschreibung einer Unterarmgehhilfe und einer Schiene unterstützen. Erst nach dem Abschwellen kann eine funktionelle Untersuchung durch einen »Schubladentest« erfolgen. Der Unterschenkel wird dabei beim gebeugten rechtwinklig aufgestellten Knie nach vorne und hinten gezogen. Das gesunde Knie und das verletzte Knie werden miteinander verglichen. Das Ausmaß des Gleitens der Knochen nach vorne oder hinten sollte bei beiden Knien etwa gleich sein. Sollte der Verdacht des Risses sich durch den Test erhärten, ist eine MRT-Untersuchung (Magnetresonanztomografie) für die endgültige Abklärung wichtig.

Um das Knie wieder zu stabilisieren, kann das Kreuzband entweder genäht oder durch ein Sehnentransplantat ersetzt werden. Die Operation sollte erst nach Abklingen der Schwellung erfolgen. Nur absolut instabile Knie sind von einer dauerhaften Schädigung des Gelenkflächen betroffen. In manchen Fällen ist dies aber trotz des MRT-Befundes »Kreuzbandruptur« nicht der Fall. Dann sollte auf eine Operation verzichtet werden. Die Nachbehandlung nimmt nach einer OP ein Jahr in Anspruch. Der wichtigste Aspekt des Trainings sollte der Balance und dem Einsatz der Kraft zur Stabilisierung des Knies gewidmet werden.

Beschwerden an der Innenseite: Innenbanddehnung – Innenbandriss – Innenmeniskusriss

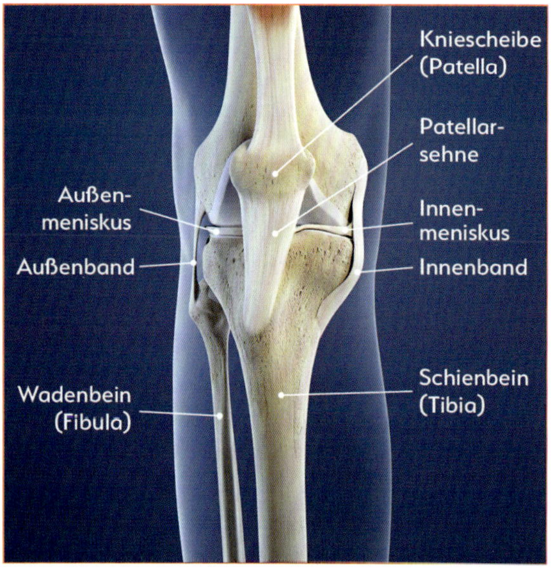

Gehen Sie zum Gelenkspalt der Innenseite (s. auch S. 140). Tasten und drücken Sie ein bisschen in die Tiefe. Dort befindet sich Ihr Innenmeniskus. Das Innenband zieht breitflächig darüber. Bei plötzlich auftretenden akuten Schmerzen nach starker sportlicher Belastung oder argen Fehltritten kann Ihr Innenband, die innere Gelenkkapsel und/oder Ihr Innenmeniskus beschädigt sein. Alle drei Strukturen sind im Gegensatz zu Außenmeniskus, äußerer Gelenkkapsel und Außenband miteinander verwachsen, da die Hauptbelastungsachse des Beines über die Innenseite des Knies verläuft.

Während eine Innenbanddehnung nach einigen Wochen ausheilt, allerdings oft noch lange danach zu spüren ist, ist ein Einriss des Innenbandes eine Angelegenheit von mehreren Monaten. Innen- oder auch Außenbandrisse werden nur bei einem knöchernem Ausriss der Bänder operiert. Eine Knieorthese zur Stabilisation des Kniegelenks für sechs Wochen mit schmerzfreiem Training der Beinmuskulatur ist ausreichend.

Bei einem Einriss des Innenmeniskus sind vor allem vertikale Einrisse problematisch, da sich ein Teil des Meniskus bei der Bewegung des Gelenks verklemmen kann. Sie verlieren dadurch die volle Beweglichkeit Ihres Knies. Sollte dieser Zustand länger als drei Wochen anhalten oder immer wieder auftreten, kann Ihnen nur eine Operation helfen. Horizontale Risse können bei fortschreitendem Alter entstehen, sind aber in den meisten Fällen bei voller Beweglichkeit des Gelenks unproblematisch. Bei Meniskusrissen wird in Deutschland sehr oft operiert. Das ist jedoch oft nicht nötig, da immer mehr Studien zeigen, dass Patienten trotz eines Einrisses des Meniskus bei Erhalt der vollen Beweglichkeit des Kniegelenks von Physiotherapie in gleichem Maße wie von einer arthroskopischen Meniskektomie (Teilentfernung des Meniskus) profitieren. Physiotherapie zeigte sich bei voller Beweglichkeit des Gelenks einer Operation nicht unterlegen. Sie verlangt allerdings vom Patienten wesentlich mehr Geduld und Mithilfe, wie ich sie in diesem Buch beschreibe. Bei Meniskusoperationen wird außerdem gerne eine sogenannte »Gelenktoilette« ausgeführt. Dabei wird der hyaline Knorpel bei Schädigungen geglättet. Diese Methode wird inzwischen als sinnlos bewertet und trotz der Weigerung der Krankenkassen, diesen Eingriff zu bezahlen, leider dennoch immer wieder ausgeführt.

Beschwerden an der Außenseite: Außenbanddehnung – Außenbandriss – Außenmeniskusriss

Gehen Sie zur Außenseite Ihres Knies und tasten zur Orientierung wieder den Gelenkspalt. Es zeigen sich auch dort, wie an der Innenseite, ähnliche Strukturen und Symptome. Das Außenband, die äußere Gelenkkapsel und der Außenmeniskus sind, im Gegensatz zur Innenseite des Knies, nicht miteinander verwachsen. In diesem Bereich ist das Gelenk zur Rotation bei gebeugter Kniestellung in der Schwungbeinphase wesentlich beweglicher als auf der Innenseite. Die Außenseite dreht um die festere Innenseite des Knies. Eine aktivierte Arthrose, ein Riss des Außenmeniskus, eine Überdehnung oder ein Riss des Außenbandes können wie auf der Innenseite die Ursache für Schmerzen sein. Die Behandlung erfolgt wie auf der Innenseite.

Beschwerden auf der Vorderseite: Patelladysplasie – Patellaluxation – retropatellare Kniearthrose – Patellaspitzensyndrom

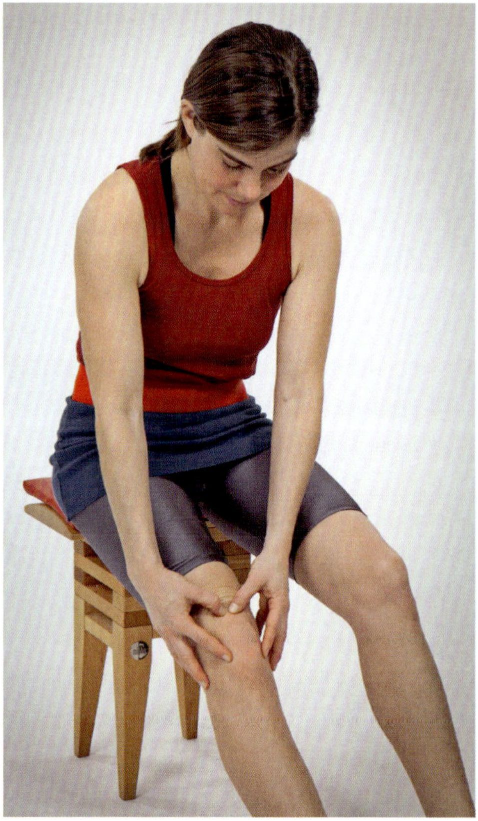

Im Bereich der Vorderseite des Knies befindet sich Ihre Kniescheibe. Verspüren Sie beim Treppensteigen bei zunehmender Beugung des Knies, beim nach-oben-Steigen am vorderen Bein, beim nach-unten-Steigen am hinteren Bein, nicht genau lokalisierbare Schmerzen oder auch nur ein ungutes Gefühl in Ihren Knien, kann es sich um eine **retropatellare Kniearthrose** oder eine **Patelladysplasie** (verschobene Kniescheibe) handeln. Eine **Patellaluxation** (Ausrenken der Kniescheiben aus ihrer Führungsrinne) kann während des schnellen Wachstums der Beine bei Jugendlichen und durch eine unfallbedingte ungünstige Verdrehung von Ober- und Unterschenkel entstehen. Alle drei Krankheitsbilder haben einen ähnlichen Ursprung. Setzen Sie sich deshalb zum Verstehen und Begreifen wieder auf einen Stuhl und strecken Sie Ihr Bein. Tasten Sie Ihre Kniescheibe (*Patella*). Schieben Sie Ihre Kniescheibe mit Ihren Fingern an der Oberkante nach unten. Der große vordere Oberschenkelmuskel (*M. quadriceps*) entspannt sich.

Jetzt spannen Sie den Muskel wieder an und beobachten Sie bitte genau, in welche Richtung Ihre Kniescheibe zieht. Idealerweise bewegt sie sich ein bisschen mehr nach innen als nach außen. Leider zieht die Kniescheibe oft nach außen und verliert dadurch ihren zentrierten Halt. Die Ursache liegt an der Befestigung der Patellarsehne (Kniescheibensehne) und damit auch der Kniescheibe am Schienbein (*Tibia*). Die Kniescheibe wird durch eine zu starke Außenrotation des Unterschenkels nach außen gezogen. Die Bezeichnung für dieses Bild lautet: **Patelladysplasie**. Dies ist bei allen ungünstig koordinierten und verschobenen Beinachsen der Fall. Sowohl eine X-Bein-Problematik als auch eine O-Bein-Problematik machen es der Kniescheibe schwer. Sollten Sie neben einem ungünstigen Laufverhalten der Kniescheibe aufgrund der ungünstigen Knochenstellung von Ober- und Unterschenkel über ein sehr elastisches Bindegewebe verfügen, kann bei einer plötzlichen und unkoordinierten Bewegung des Knies eine schmerzhafte **Patellaluxation** (Ausrenken der Kniescheibe) entstehen. In den meisten Fällen ist es aber möglich, die Kniescheibe sofort wieder in Ihre Gleitrinne zu schieben. Allerdings wird das Gelenk stark gereizt und nachfolgend entsteht eine starke, zu behandelnde Schwellung.

Langfristig kann durch die Patelladysplasie oder häufig auftretende Patellaluxationen eine **retropatellare Arthrose** entstehen. Auf der Unterseite ist die Kniescheibe zur Mitte hin gewölbt und mit einer Oberfläche aus hyalinem Knorpel überzogen, der eine Stärke von bis zu 7 mm erreichen kann. Durch das ungünstige Laufverhalten wird der Knorpel dort nicht mit wechselndem Druck und Zug in seiner Ernährung unterstützt. (»Das Knie selbst untersuchen«, s. S. 29 ff) und »Die spiralige Struktur des Beins«, s. S. 47 ff).

Die Lösung der Spannung der Außenseite (Tractus iliotibialis, M. biceps femoris) durch Eigenmassage mit Heißer Rolle, Faszienrollen und Bällen ist wieder Ihr eigener Beitrag zur Hilfe bei einer physiotherapeutischen Behandlung (s. Kapitel »Massage mit Rollen und Bällen«, S. 87 ff). Die gezielte Kräftigung auf der Innenseite (*Vastus medialis* des M. quadriceps) mit anschließender Gangschulung kann für eine Verbesserung und längerfristig bei allen drei Krankheitssymptomen zur Beschwerdefreiheit führen.

An allen **Sehnenansätzen** der Muskulatur des Knies können durch eine lang anhaltende Verspannung der Muskulatur oder durch akute sportliche Überlastung Schmerzen entstehen. Geben Sie, zur Eigenuntersuchung wieder sitzend, auf die

Patellarsehne mit Ihren Fingern unterhalb der Kniescheibe Druck in die Tiefe. Dort kann sich ein **Patellaspitzensyndrom (Jumper's Knee)** zeigen. Dies ist eine schmerzhafte Reizung des Ansatzes der Patellarsehne am Schienbein. Sie kann aufgrund von Überlastung durch häufiges Springen im Sport, Joggen oder auch langes Bergabgehen entstehen. Der Schmerz zeigt sich am Anfang nur unter Belastung, bei fehlender Entlastung und Pause können die Beschwerden auch in Ruhe auftreten. Durch Massage der Oberschenkelmuskulatur, vor allem des *M. rectus femoris*, Ruhigstellung und Kühlung wird das Patellaspitzensyndrom behandelt.

Im Bereich der Kniescheibe und an allen sehnigen Verbindungen auf der Vorderseite des Knies befinden sich Schleimbeutel. Dies sind elastische, flüssigkeitsgefüllte Polster, die an Druck und Zug belasteten Stellen für einen reibungslosen Bewegungsablauf von Sehnen und Bändern und für eine Dämpfung von Druckbelastungen von außen sorgen. Sie schützen das Kniegelenk vor allem auf der Vorderseite beim Knien oder wenn Sie gegen einen Gegenstand stoßen. Bei einer zu großen Dauerbelastung (ständiges Knien) oder einer zu großen plötzlichen Belastung (Stoß) kann sich ein Schleimbeutel entzünden **(Schleimbeutelentzündung).**

Aber auch Stoffwechselerkrankungen **(Gicht)** kommen als Ursache für schmerzende Knie in Betracht. Die typischen Entzündungszeichen wie Schwellung, Erwärmung, Rötung und Schmerz können zu einer Bewegungseinschränkung vor allem bei einer starken Beugung oder Streckung des Kniegelenks führen. Die konsequente Behandlung durch Quarkumschläge, kurze wiederholende Eisabreibungen und die Steigerung des lymphatischen und venösen Rückflusses über Wochen hinweg kann die Entzündung abklingen lassen. Suchen Sie bei Entzündungen immer eine Ärztin oder einen Arzt und im Anschluss eine physiotherapeutische Praxis auf. Sie werden Ihnen mit Rat und Tat zur Seite stehen.

Beschwerden in der Kniekehle: Bakerzyste – Innen- und Außenmeniskusschäden – Knorpelschäden

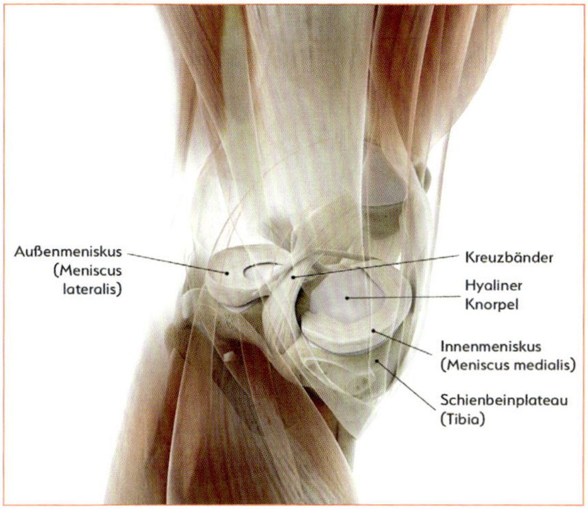

Sie blicken von hinten in das Knieinnere. Die Weichteile der Kniekehle sind nicht zu erkennen.

Tasten Sie bei leicht gebeugtem Knie mit beiden Händen Ihre Kniekehle. Sie wird von den Sehnen des *M. biceps femoris* auf der Außenseite und der Sehne des *M. semitendinosus* auf der Innenseite begrenzt. In der Kniekehle liegt der kleine M. popliteus (im Bild nicht sichtbar). Die Kniekehle sollte sich aufgrund ihrer muskulären Struktur elastisch und geschmeidig anfühlen. Drücken Sie deshalb Punkt für Punkt in die Tiefe und machen Sie sich ein genaues Bild ihrer Konsistenz. Spüren Sie eine harte Verspannung? Verhärtungen und Schmerzen in der Kniekehle können durch eine Verletzung am Innenmeniskus ausgelöst werden, da er mit der Gelenkkapsel fest verwachsen ist. Wird der Innenmeniskus beschädigt, ist auch die Gelenkkapsel betroffen. Aber auch bei allen anderen Knieverletzungen im Bereich der Gelenkkapsel, ob Knorpel, Bänder oder Menisken, wird von der Gelenkflüssigkeit produzierenden Innenhaut der Kapsel vermehrt Flüssigkeit abgesondert. Da die Kniegelenkkapsel der Kniekehle weich ist, kann sich dort eine flüssigkeitsgefüllte Zyste (abgekapselte Flüssigkeitsansammlung) bilden. Im Bereich der Kniekehle wird dies als Bakerzyste bezeichnet. Sie ist im günstigsten Fall ein Art Überlaufbehälter bei einer zu großen Menge an Gelenkflüssigkeit. Nach starker Beanspruchung kann ein bereits geschädigtes Kniegelenk dadurch den Druck im Inneren reduzieren. Nach Entlastung kann sich die Bakerzyste wieder leeren.

Finden Sie im ganzen Bereich der Kniekehlen eine schwammige Ansammlung von Flüssigkeit im Gewebe vor, kann es sich bei fehlender deutlicher Überwärmung wieder um eine chronische Abnutzung im Kniegelenk handeln. Geht die Schwellung mit Hitze einher, handelt es sich um eine akute Entzündung des Kniegelenks. In allen Fällen verhalten Sie sich nach dem Motto: »Schwellung und Überhitzung müssen weg!« Dazu benutzen Sie wieder kurze Eisabreibungen, leichte mobilisierende Bewegung auf dem Fahrrad und eine Matrix-Rhythmus-Therapie®-Anwendung sind unterstützend. Bei andauernder Füllung der Zyste kann eine Punktion (Heraussaugen von Gelenkflüssigkeit mithilfe einer Spritze) in einer Arztpraxis sinnvoll sein. In vielen Fällen ist die Bakerzyste aber unproblematisch.

ANHANG

Dank

Ich danke meiner Lektorin Nicole Janke für ihren Impuls zu diesem Buch und für die herzliche und respektvolle Zusammenarbeit mit ihr. Ebenfalls ein Dank an Frau Ulrike Burgi für ihr Lektorat. Ein großer Dank gebührt meiner Frau und Geschäftsführerin der Fuß-Schule München, Brigitte Ullherr, für ihre Impulse beim Lesen des Manuskripts. Ein großer Dank geht auch an das Team der Fuß-Schule und besonders an Annette Heussler für ihre Korrekturen zu diesem Buch. Vielen Dank an alle Fotografen und Grafiker und besonders den Fotomodellen Catherine Ross, Dana Hermer, Annette Heussler und Friedrich Schloffer für ihr Engagement bei den Fotoaufnahmen. Ein Dank auch an Willi Schneider (Zentrum für Bewegung) für die Bereitstellung des Fotos zum Tensegritätsmodell.

Mein Dank gilt Yolande Deswarte und Dr. Christian Larsen, den Begründern der Spiraldynamik®, und besonders den Lehrern der Spiraldynamik® Christian Heel und Maja Christen, die mich die biomechanischen Zusammenhänge des Körpers lehrten und mir die Möglichkeit gaben, die Spiraldynamik®-Fuß-Schule München zu gründen.

Ich danke Ruth Hanewald, Yogalehrerin und psychosomatische Gesundheitspädagogin, die mich durch 28 Jahre Yogaunterricht und viele gemeinsam veranstaltete Seminare darin unterstützte, mein theoretisches Wissen in die Praxis umzusetzen. Einen herzlichen Dank an Regula Marquardt für das praktische Verständnis des Bewegungsflusses in meinem Körper, vor allem beim Gehen. Und ich danke in Dankbarkeit an meinen inzwischen verstorbenen Lehrmeister Herrn Gandlgruber.

Glossar der medizinischen Begriffe

Ich habe in diesem Buch versucht, möglichst viele anatomische und medizinische Begriffe auf Deutsch und eine für den Laien verständliche Sprache zu verwenden. Hier finden Sie eine Zusammenfassung der vielleicht unbekannten anatomischen und medizinischen Begriffe:

Adduktoren – Muskelgruppe auf der Innenseite des Oberschenkels
Aktivierte Arthrose – Entzündung eines Gelenks mit akuter Knorpelschädigung
Arthritis – akute Entzündung eines Gelenks
Arthrose – degenerative Abnutzung des hyalinen Gelenkknorpels
Arthroskopische Meniskektomie – Teilentfernung des Meniskus

Bakerzyste – gelenkflüssigkeitsgefüllte Ausstülpung der Kniekapsel in der Kniekehle

Diffusion – Durchdringung von chemischen Stoffen in Geweben zur Ernährung

Fascia lata – derbe Bindegewebshülle an der Außenseite des Oberschenkels
Faszien – feine Hülle der Muskulatur aus Bindegewebe
Femur – Oberschenkelknochen
Fibula – Wadenbein
Fibulaköpfchen – Wadenbeinköpfchen

Gonarthrose – degenerative Abnutzung des hyalinen Knorpels im Knie

Hamstrings – im englischen Sprachgebrauch verwendeter Begriff für die rückseitige Oberschenkelbeugemuskulatur des Kniegelenks
Hoffa'scher Fettkörper – Fettkörper im Knie, der von Herrn Albert Hoffa zuerst beschrieben wurde
Hyaliner Knorpel – weicher Knorpel mit hohem Flüssigkeitsanteil an den Enden der gelenkbildenden Knochen

Kondylen – Gelenkrollen des Oberschenkels
konkav – rundliche Vertiefung nach innen
konvex – rundliche Wölbung nach außen
Konvektion – Durchdringung von chemischen Stoffen in Geweben zur Ernährung mittels Bewegung
Kryotherapie – Kälteanwendungen mit Eis oder Kaltluft

Ischiocurale Muskulatur – rückseitige Oberschenkelbeugemuskulatur des Kniegelenks

Lateral – nach außen hin gelegen
Laterales Kompartiment – die außen gelegenen Gelenkanteile des Knies zwischen Oberschenkelknochen und Schienbein

Magnetresonanztomografie (MRT) – bildgebendes Verfahren zur Darstellung der Struktur aller Gewebe des Körpers
Medial – zur Mitte hin gelegen
Mediales Kompartiment – die zur Mitte zwischen beiden Beinen hin gelegenen Gelenkanteile des Knies zwischen Oberschenkelknochen und Schienbein
Membrana interossea – bindegewebige Verbindung zwischen Schien- und Wadenbein
Meniskus – halbmondförmiger Faserknorpel des Knies
Meniscus medialis – Innenmeniskus
Meniscus lateralis – Außenmeniskus
M. = Musculus = Muskel
M. biceps femoris – äußerer Beugemuskel des Kniegelenks und Außendreher des Unterschenkels
M. gastrocnemius medialis + lateralis – innerer und äußerer Wadenmuskel
M. glutaeus maximus, medius und minimus – Hüftstreckmuskulatur und stabilisierende Muskeln in der Standbeinphase
M. iliacus – Hüftbeugemuskel
M. iliopsoas – langer Hüftbeugemuskel
M. popliteus – Kniekehlenmuskel
M. quadriceps – großer Streckmuskel des Kniegelenks auf der Vorderseite des Oberschenkels
M. rectus femoris – Teil des M. quadriceps
M. semitendinosus – innerer Beugemuskel des Kniegelenks und Innendreher des Unterschenkels
M. soleus – schollenförmiger Wadenmuskel unter dem M. gastrocnemius medialis und lateralis

Os coxae – Hüftbein

Patella – Kniescheibe
Patelladysplasie – eine aus der Führungsrinne verschobene Kniescheibe
Patellaluxation – akute Verrenkung der Kniescheibe aus ihrer Führungsrinne
Patellaspitzensyndrom (Jumper's Knee) – Schmerzen an der Patellarsehne und ihrer Befestigung am Schienbein
Patellarsehne – sehnige Verbindung der Kniescheibe zum Schienbein

Retropatellare Arthrose – degenerativer Abbau des hyalinen Knorpels der Kniescheibe

Sesambein – knöcherne Umlenkrolle zur Hebelkraftverstärkung von Muskeln
Synovia – Gelenkflüssigkeit
Synovialis – Gelenkinnenhaut der Gelenkkapsel

Talus – Sprungbein
Tibia – Schienbein
Tractus iliotibialis – starke Bindegewebsverbindung zwischen Beckenkamm und dem oberen Ende an der Unterschenkelaußenseite und Teil der Fascia lata

Vastus lateralis – äußerer Anteil des M. quadriceps
Vastus medialis – innerer Anteil des M. quadriceps
Vastus intermedius – nicht tastbarer Muskelanteil des M. quadriceps, unter dem M. rectus femoris gelegen

Literaturempfehlung

Bauer, J. (2004). *Das Gedächtnis des Körpers: Wie Beziehungen und Lebensstile unsere Gene steuern.* München.

Bauer, J. (2008). *Das kooperative Gen: Abschied vom Darwinismus.* Hamburg.

Bauer, J. (2008). *Prinzip Menschlichkeit. Warum wir von Natur aus kooperieren.* München.

Bauer, J. (2008). *Warum ich fühle, was du fühlst: Intuitive Kommunikation und das Geheimnis der Spiegelneuronen.* München.

Betz, U. & Heel, Ch. (2006). *Lehrbuch zum Neuen Denkmodell der Physiotherapie. Band 1: Bewegungssystem.* Stuttgart.

Chapman Herschkowitz, E. & Herschkowitz, N. (2009). *Das vernetzte Gehirn.* Bern.

Eckert, A. (2008). *Das heilende Tao.* München.

Faller, A. & Schünke, M. (2008). *Der Körper des Menschen. Einführung in Bau und Funktion.* Stuttgart.

Hüther, G. (2009). *Bedienungsanleitung für ein menschliches Gehirn.* Göttingen.

Hüther, G. (2009). *Biologie der Angst. Wie aus Stress Gefühle werden.* Göttingen.

Juhan, D. (1999). *Körperarbeit. Die Soma-Psyche-Verbindung*. München.

Kockrick, M. & Rappenecker, W. (2006). *Atlas Shiatsu: Die Meridiane des Zen-Shiatsu.* München.

Larsen, C., Miescher, B. & Wickihalter, G. (2007). *Gesunde Füße für Ihr Kind.* Stuttgart.

Larsen, Ch. (2006). *Füße in guten Händen: Spiraldynamik – programmierte Therapie für konkrete Resultate.* Stuttgart.

Larsen, Ch. (2007). *Gut zu Fuß ein Leben lang.* Stuttgart

Larsen, Ch. (2007). *Spiraldynamik. Die 12 Grade der Freiheit.* Petersberg.

Lauper, R. (2009). *Von Kopf bis Fuß in Bewegung.* Zürich.

Myers, T. W. (2010). *Anatomie Trains. Myofasziale Meridiane.* München.

Olson, T. R. (1999). *A.D.A.M. Anatomie Atlas.* München.

Randoll, U. G. (2012). *Das Matrix-Konzept.* München

Schuhmacher, U., Schünke, M. & Schulte, E. (2007). *Lernatlas der Anatomie. Allgemeine Anatomie und Bewegungssystem.* Stuttgart

Schünke, M. & Schulte, E. (2010). *Prometheus – Lernatlas der Anatomie.* Stuttgart

Simmel, L. (2009). *Tanzmedizin in der Praxis.* Berlin.

Van den Berg, F. (2005). *Angewandte Physiologie 2: Organsysteme verstehen und beeinflussen.* Stuttgart.

Index